本书由国家临床重点专科建设项目资助

郑氏中西医结合治疗皮肤病经验集

ZHENGSHI ZHONGXIYI JIEHE ZHILIAO
PIFUBING JINGYANJI

著名皮肤病专家郑茂荣教授从医 60 余载临床心悟

主　审　顾　伟

主　编　郑茂荣　　杨延龙

副主编　张慧卿

编　者　(以姓氏笔画为序)

刘欣燕　　张　丞　　陈婷如

苟　浩　　林　清　　金永梅

顾秦五凤　黄　念　　黄若尘

韩　婕　　韩梦飞

U0293760

河南科学技术出版社

·郑州·

内容提要

本书是郑茂荣教授在原第二军医大学长海医院皮肤科工作 60 余载的临床经验总结。全书分上、中、下 3 篇：上篇讲述皮肤病常用西药的内外应用治疗原则、使用方法、注意事项，以及长海医院皮肤科外用药协定处方的剂型调配；中篇为中医药在皮肤科临床上的具体应用，主要讲述郑老治疗常见皮肤病疑难杂症的临床实践和独具特色且行之有效的处方用药经验；下篇为临床治疗皮肤病典型病案汇集及中医药临床试验研究报告。本书适合各级皮肤科临床医师学习使用，普通患者也可阅读参考。

图书在版编目（CIP）数据

郑氏中西医结合治疗皮肤病经验集/郑茂荣，杨延龙主编．—郑州：河南科学技术出版社，2022.7

ISBN 978-7-5725-0784-7

Ⅰ.①郑…　Ⅱ.①郑…②杨…　Ⅲ.①皮肤病－中西医结合疗法　Ⅳ.①R751.05

中国版本图书馆 CIP 数据核字（2022）第 062782 号

出版发行：河南科学技术出版社
　　　　　北京名医世纪文化传媒有限公司
　　　　　地址：北京市丰台区万丰路 316 号万开基地 B 座　115　邮编：100161
　　　　　电话：010-63863186　010-63863168
策划编辑：赵东升
文字编辑：杨永岐
责任审读：周晓洲
责任校对：龚利霞
封面设计：彩峰传媒
版式设计：崔刚工作室
责任印制：程晋荣
印　　刷：河南省环发印务有限公司
经　　销：全国新华书店、医学书店、网店
开　　本：850 mm×1168 mm　1/32　　印张：6.5　　字数：120 千字
版　　次：2022 年 7 月第 1 版　　　　2022 年 7 月第 1 次印刷
定　　价：39.00 元

如发现印、装质量问题，影响阅读，请与出版社联系并调换

主编简介

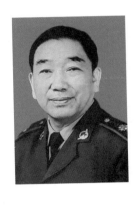

郑茂荣　1933 年 3 月出生在上海，毕业于第二军医大学，分配到长海医院皮肤科，先后任住院医师、主治医师、讲师、副主任医师、主任医师、副教授、教授、硕士生和博士生导师，专业技术三级，享受国务院政府特殊津贴。郑老行医 60 余载，1974 年开始中西医治疗湿疹、荨麻疹、银屑病等常见难治疾病。2011 年 4 月开始在中医外科门诊坐诊。长期从事常见病及其他疑难杂症。曾出版《遗传性皮肤疾病》《英汉皮肤病学词汇（第 1 版，第 2 版）》《银屑病》等多部专著。发表论文及译文和综述近 200 篇，论文多为中西医结合研究。副主编、参编专著 10 余部。

曾任中华医学会皮肤性病学会常务委员、银屑病学组组长、儿童皮肤病学组组长，上海市医学会理事、皮肤性病学会主任委员，解放军皮肤科专业组组长、皮肤病专业委员会主任委员等。中华皮肤病杂志、临床皮肤病杂志等期刊编委。获军队科技进步二等奖 3 项、三等奖 6 项，军事医学二等奖 1 项，长海医院终身成就奖等。

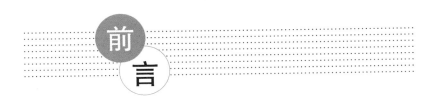

前言

　　这部皮肤病中西医结合治疗专著,是我在长海医院皮肤科工作及退休后在长海医院中医外科的临床实践与教学、科研的几十年间,围绕中西医结合,在继承祖先传统和学习前人先贤经验的基础上,不断创新,使之成为有自我特色的皮肤病中西结合治疗学。只要皮肤病诊断明确,就可以轻松地应用书上介绍的经验,并可收到满意的疗效。本书经验介绍都是真实有效的,都是在临床上反复实践,确定有效后才写进本书的。

　　对每个疾病来说,正确的诊断是非常重要的。这样你才能提出治疗中占首要位置的"祛除病因"或至少可祛除其可疑因素或诱因,其次才能谈到药物治疗。在药物治疗中,如西药或中成药已有很好疗效的,或有明确辅助作用的,当然我是绝不会废弃它们的。至于中医药的应用,在不少疾病中,我已提出其治疗的中药方剂,或其唯一用药,或是有重要作用,或至少是辅助作用。中药处方拟定之初会用辨证论治,但处方一旦有效并成型后则显然是用辨病论治了。本书所提中药处方皆行之有效,被广泛应用，并易于推广。

我所走的中西医结合之路，希望你喜欢。

海军军医大学（原第二军医大学）长海医院

皮肤科原主任、教授、主任医师

郑茂荣

2021 年 3 月 6 日

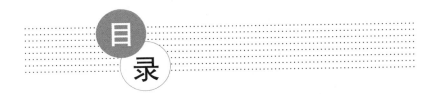

目录

上篇　皮肤病常用内服药与外用药治疗

中篇　中医药在皮肤科的应用

下篇 案例、病例报告与中医药临床试验研究报告

上 篇

皮肤病常用内服药
与外用药治疗

第一章

皮肤病常用内服药

一、盐酸赛庚啶（cyproheptadine）

盐酸赛庚啶是一种有机物，化学式为 $C_{21}H_{22}ClN$，白色至略淡黄色结晶固体，赛庚啶（二苯环庚啶）为抗过敏药，对抗体内组胺对血管、支气管平滑肌的作用，从而消除过敏症状。

适应证：用于荨麻疹、湿疹、过敏性和接触性皮炎、皮肤瘙痒等过敏反应。

注意事项：青光眼，前列腺肥大，尿潴留，幽门梗阻者禁用。甲状腺功能亢进（甲亢）、支气管哮喘、高血压、胃溃疡患者及年老体弱者慎用。可影响驾驶。

二、马来酸氯苯那敏（chlorpheniramine maleate）

马来酸氯苯那敏是抗组胺类药物，对人类的中枢神经有明显的抑制作用，可增强解热镇痛药物与中枢镇静药、催眠药的作用。

适应证:皮肤过敏症、神经性皮炎、虫咬、日光性皮炎、药物过敏。也可用于过敏性鼻炎、食物过敏。

用量与用法:成人 4mg,每日 3 次。老年人适当减量。

注意事项:新生儿、孕妇、哺乳期妇女、膀胱颈梗阻、幽门及十二指肠梗阻、甲亢、高血压和前列腺肥大患者慎用,驾驶和机器操作者不用。

不良反应:嗜睡、口干、多尿、咽喉痛、困倦、虚弱感、心悸、皮肤瘀斑、出血倾向。

三、氯雷他定(loratadine)

氯雷他定为阿扎他定的衍生物,抗组胺作用强,对末梢 H_1 受体有高度的选择性,而对中枢 H_1 受体的亲和力弱,且不易透过血-脑屏障。推荐剂量下使用无明显的中枢抑制作用,还可抑制肥大细胞释放白三烯和组胺。口服吸收迅速,1～3 小时起效,8～12 小时达最大效应,持续时间为 24 小时。

适应证:缓解过敏性鼻炎、慢性荨麻疹、瘙痒性皮肤病及过敏性皮肤病的症状与体征。

用量与用法:成人与体重＞30kg 儿童,1 次 10mg,每日 1 次。

体重≤30kg 儿童,1 次 5mg,每日 1 次。肝功能不全者 10mg,隔日 1 次。

注意事项:严重肝功能损害、妊娠和哺乳期妇女、6 岁以下儿童过敏体质慎用。皮试 48 小时前应终止应用本品。老年人长期应用应密切注意不良反应。

不良反应：常见乏力、头痛、嗜睡、口干、胃肠道不适。

药物相互作用：慎与酮康唑、大环内酯类抗生素，西咪替丁、茶碱及可抑制肝代谢的药物合用。

四、地氯雷他定片（desloratadine）

适应证：缓解过敏性鼻炎的相关症状，如喷嚏，流涕和鼻痒，鼻黏膜充血/鼻塞，以及眼痒、流泪和充血，腭痒及咳嗽，缓解慢性特发性荨麻疹。

用量与用法：成人及 12 岁以上儿童，1 次 5mg，每日 1次，口服。

注意事项：严重肾功能不全者慎用，遗传性半乳糖不耐受，Lapp 乳糖酶缺乏或葡萄糖-半乳糖吸收不良的患者不宜服用本药。

不良反应：常见疲倦、口干和头痛。罕有心动过速、心悸、肝酶升高、肝炎及胆红素增加的报道。

五、盐酸西替利嗪（cetirizine hydrochloride）

适应证：过敏性鼻炎、过敏性结膜炎，以及过敏引起的瘙痒和荨麻疹的对症治疗。

用量与用法：成人或 6 岁以上儿童，1 次 10mg（10ml），每日 1 次或 5mg，每日 2 次。

2-6 岁儿童,1 次 5mg,每日 1 次或 2.5mg,每日 2 次。

1-2 岁儿童,1 次 2.5mg,每日 2 次。

中度至重度肾功能损害给药间隔应根据肾功能个体化而定。

注意事项:酒后避免应用。司机、机器操作者、高空作业者慎用。怀孕 3 个月的孕妇或哺乳妇女慎用。对本品的任何成分或羟嗪过敏者、肌酐清除率<10ml/分钟者禁用。

不良反应:偶有轻微短暂头痛、头晕、嗜睡、激动不安、口干、腹部不适。

药物相互作用:慎与镇静药(安眠药)或茶碱合用。

六、盐酸左西替利嗪(levocetirizine dihydrochloride)

适应证:过敏性鼻炎及慢性特发性荨麻疹。
用量与用法:成人、6 岁以上儿童每日 5mg。
其余与盐酸西替利嗪类似。

七、雷公藤多苷片(tripterygium glycosides)

雷公藤多苷是从卫矛科植物雷公藤根提取精制而成的一种脂溶性混合物,为我国首先研究利用的抗炎、免疫调节中草药,有"中草药激素"之称。其生理活性由多种成分(二萜内酯、生物碱、三萜等)协同产生,具有较强的抗炎及免疫抑制作用。在抗炎作用方面,它能拮抗和抑制炎症介质的释放、实验性炎症及关节炎的反应程度。在抑制免疫作用方面,它能抑制体液免疫和细胞免疫反应。在对慢性肾脏疾病治疗过程中,雷公藤多苷片有降低蛋白尿以及利尿等多种作用。自 20 世纪 80 年代初,雷公藤多苷应用于治疗肾小球肾炎以来,一直被沿用至今。

适应证:类风湿关节炎,肾病综合征等。

我在多年临床应用中认为它在皮肤科对光敏性皮病有很好的治疗作用。

用量与用法:雷公藤多苷片具有一定的不良反应,故在临床实际应用时剂量偏小[1.0mg/(kg·d)],分次饭后服用。

八、依巴斯汀片(ebastine tablets)

依巴斯汀为 H_1 受体拮抗药,第二代抗组胺药物。其化学名称为:4-二苯基甲氧基-1-1[3-(对-叔丁基苯甲酰基)丙基]哌啶。依巴斯汀(开思亭)片为薄膜衣片。

适应证:治疗过敏性疾病,如荨麻疹、过敏性鼻炎、湿疹、皮肤瘙痒症等。

用量与用法:成人每日 1 次,1 次 1 片,口服。

九、苯海拉明(diphenhydramine)

适应证:用于荨麻疹、湿疹皮炎、药物疹等过敏性疾病。

用量与用法:25mg,每日 2～3 次。

注意事项:老人慎用。驾驶机、船、高空作业者禁用。

不良反应:有头痛、头晕、嗜睡等。

十、盐酸非索非那定(fexofenadine hydro-chloride)

适应证:治疗季节性过敏性鼻炎、慢性特发性荨麻疹。

注意事项:孕妇与哺乳妇女慎用,6 岁以下儿童不宜使用。与含铝或氢氧化镁凝胶的抗酸药合用时,给药时间应相隔 2 小时。

不良反应:头痛、头昏、嗜睡、疲倦、恶心、消化不良、白细胞增多。

十一、盐酸曲普利啶(triprolidine hydrochloride)

适应证:各种过敏性疾病,包括过敏性鼻炎、荨麻疹、过敏性结膜炎、皮肤瘙痒症等。

用量与用法:成人 2.5～5mg,每日 2 次。

注意事项:急性哮喘发作期、早产儿及新生儿、哺乳期妇女禁用。眼内压增高、闭角型青光眼、甲亢、血管性疾患、高血压、支气管哮喘、前列腺增生、膀胱颈阻塞、消化道溃疡患者,以及过敏体质者、孕妇、12 岁以下儿童、老人慎用。不可同时服用中枢性药或催眠药。

不良反应:偶有恶心、倦乏、口干、轻度嗜睡。

十二、阿维 A 酸(acitretin)

适应证:严重银屑病,包括红皮病型银屑病、局限性或泛发性脓疱型银屑病;角化异常性疾病,如鱼鳞病、毛发红糠疹、毛囊角化病等角质化疾病。

用量与用法:成人——开始 2～4 个月,每日 25～30mg,以后根据疗效与耐受性决定维持剂量,一般在随后的 6～8 周内每日 25～50mg。角化性疾病需持续治疗,服用可能的低剂量,每日 20mg。儿童 0.5～1mg/kg,不超过每日 35mg。

注意事项:育龄、哺乳期妇女;严重肝功能不全;慢性高血脂、血糖高等禁用。育龄期妇女严禁在治疗期间饮酒。应用本药患者 2 年内应避孕,不宜停用小剂量黄体酮制剂避孕,停药后 1 年内避孕、献血。对儿童患者应严密监测骨生长指标及骨骼发育情况。夜间驾车宜小心。

不良反应:维生素 A 增多的症状,如唇干燥、鼻衄、鼻炎。可能发生全身皮肤变黄、脱屑;偶遇外周水肿及皮肤潮红;毛发脱落;指甲变脆与甲沟炎;光敏反应。罕有颅内高压,偶有头痛、视物模糊及夜间视觉衰退,肌肉、关节疼痛,肝功损害,血脂增高。罕有女阴阴道炎、胃肠道症状。

应避免与四环素、甲氨蝶呤合用。禁用维生素 A 及其他维 A 酸类合用。

十三、富马酸酮替芬(ketotifen fumarate)

适应证:过敏性鼻炎、过敏性支气管哮喘。

用量与用法:成人 0.5～1mg,每日 2 次,早、晚服。

注意事项:驾驶员、机器操作和高空作业者慎用。

不良反应:嗜睡、倦怠、口干、恶心。偶有头痛、头晕、迟钝及体重增加。

应避免与中枢抑制药、乙醇、口服降糖药并用。

十四、盐酸异丙嗪(promethazine hydrochloride)

适应证:皮肤黏膜过敏,晕动病,以及术前、术后和产科镇静、催眠。一些麻醉和手术后、放射性或药源性恶心、呕吐和术后疼痛(作为辅助用药后与镇痛药合用)。

用量与用法:成人 12.5～50mg,每日 2～4 次,必要时剂量加倍。

儿童 0.125～0.25mg/kg,每日 2～4 次。

与食物或牛羊肉同时进食可减少胃刺激。

注意事项:婴儿、新生儿禁用。与吩噻类药物之间存在交叉过敏。急性哮喘,膀胱颈部梗阻,骨髓抑制,心血管疾病,昏迷,闭角型青光眼,高血压,胃溃疡,前列腺肥大症状明显患者,幽门或十二指肠梗阻,呼吸系统疾病,癫痫,肝病或肝功能不全者,肾衰,Reye综合征,以及哺乳期妇女、儿童及老人慎用。孕妇临产前1~2周停用。驾驶及机器操作者禁用。

不良反应:皮肤过敏,多噩梦,多兴奋激动,幻觉,中毒性谵妄,锥体外系反应,嗜睡,反应迟钝,视物模糊或色盲,头晕,口鼻咽干燥,耳鸣;皮疹;胃肠或胃部不适,肝功损害。罕见心血管不良反应、血压异常、血象异常。

十五、重组人干扰素β-1b(recombinant human interferon β-1b)

适应证:治疗尖锐湿疣、寻常疣。

用量与用法:每支注射粉剂加4ml注射用水,溶解后涂布皮疹,每日2次,药剂配制后宜置冰箱内,有效期3~4天。疗效很好,约1周可愈。

外用无明显不良反应。

十六、重组人干扰素α-2b(recombinant human interferon α-2b)

适应证、用法同重组人干扰素β-1b。

第二章

皮肤病常用外用药

一、卡泊三醇倍他米松软膏(calcipotriol and betamethasone ointment)

（每克含卡泊三醇 $50\mu g$，倍他米松 0.5mg）

外用于稳定性斑块状银屑病，每日 1 次。

二、吡硫翁锌气雾剂(pyrithione zinc aerosol)

适用于银屑病,脂溢性皮炎。

喷雾于局部皮损,每日 2～3 次。

避免与眼接触,如有发生,立即用冷水冲洗。

其疗效优于卡泊三醇。

三、他卡西醇软膏(tacalcitol ointment)

含 $2\mu g/g$ 他卡西醇。

适用于银屑病,每日 1～2 次。

其疗效与刺激性均比卡泊三醇好些。

四、注射用重组人Ⅱ型肿瘤坏死因子受体抗体融合蛋白(recombinant human tumor necrosis factor-α receptor Ⅱ:IgG Fc fusion protein)

用于寻常型银屑病、关节型银屑病。但停药后会反跳。

五、0.05%丙酸氟替卡松乳膏(0.05% fluticasone propionate cream)

适用于湿疹皮炎,每日外用1～2次。

六、过氧化苯甲酰凝胶(benzoyl peroxide gel)

适用于寻常痤疮,外用每日1～2次(有急性炎症时停用或忌用)。

七、0.005%卡泊三醇软膏(0.005% calcipotriol ointment)

适用于银屑病,可与激素乳膏同时应用。

八、他克莫司软膏(tacrolimus ointment)

适用于湿疹皮炎。
不良反应:烧灼、疼痛、瘙痒感。

第三章

皮肤病外用药物治疗的一般原则

皮肤病的治疗有病因治疗、内用药疗法、外用药疗法、物理疗法及皮肤外科疗法等。外用药物疗法在其中占有重要地位,应用外用药时除考虑病情外,还必须掌握外用药物的性质、剂型和合理的应用方法。为此外用药物的应用必须注意下列 5 点。

第一,整体观念。皮肤病病种繁多,其病因、症状、病理变化等各异,选用外用药时须考虑各疾病的整体观念才能取得更好的疗效。如脓疱病系化脓性球菌,应选用抗菌制剂,一般宜用软膏剂型,有全身症状者尚应内用抗菌药物;白癜风目前认为是自体免疫性疾病,表现为色素减退,宜选用强效皮质类固醇激素及着色剂,亦可用光化学疗法,补骨脂类药物加强紫外线或日光。如忽视对自体免疫机制的治疗,单独应用着色剂或光化学疗法,疗效可能就差。银屑病是免疫缺陷病,可能与感染、精神因素及自体免疫有关,病理上有损害表皮细胞分裂增殖加快的特点,除外用细胞毒剂、角质离解剂、角质促成剂或皮质类固醇激素类药物的溶液或软膏外,尚应配合内用药物疗法等。总之,应用外用药物疗法要有整体观念。

第二,个体差异。患者的个体差异、年龄、性别差别及不同部位皮肤差异。应注意患者是否有药物过敏,如磺胺药物过敏者须避免应用此类药物;同时还应注意药物的交叉过敏,对遮光剂对氨苯甲酸(PABA)过敏者,对苯佐卡因、磺胺类、普鲁卡因、可卡因、丁胺卡因、丁卡因等亦可能会交叉过敏;γ-666宜用于成人疥疮,因其具有毒性,不宜用于儿童及孕妇;强效皮质类固醇激素不宜用于腋窝、阴股部及面部,尤其在较长期应用时易发生皮肤萎缩、萎缩纹及面部激素依赖性皮炎等;儿童及妇女皮肤较嫩,应用刺激性药物如水杨酸之类时,浓度宜略低于男性患者。一般宜先用低浓度,以后再酌情增减浓度;外阴、肛门等部位不宜用酊剂、氮芥、芥子气等;多毛部位不宜用糊剂。

第三,药物的性质。外用药物有清洁剂、止痒剂、保护剂、收敛剂、抗菌剂、抗病毒剂、抗真菌剂、角质离解剂、角质促成剂、杀疥螨剂、抗炎剂、细胞毒剂、腐蚀剂、遮光剂、脱色剂、着色剂、止汗剂、生发剂、抗皮脂抑制剂及刺激剂等,应根据病种、临床表现选用。有些药物因浓度不同其作用亦不同,如水杨酸,1%~2%为止痒剂,3%以上为角质离解剂,20%以上则为腐蚀剂,因此考虑外用药物性质时必须考虑其浓度。有时为使一种药物兼有两种以上性质时,常混合两种以上性质的药物应用,如抗真菌剂加皮质类固醇激素,既有抗真菌疗效又有抗炎止痒作用,但这样也可能降低其抗真菌效价。又如细胞毒剂氮芥加皮质类固醇激素同用可以减少氮芥的刺激性皮炎的发生。

第四,药物的剂型。外用药物剂型分溶液、酊剂、粉剂、洗剂、擦剂、乳膏、软膏、糊剂、硬膏、油剂、涂膜剂及气雾剂等,这些剂型都是结合各种性质的药物配成各种各样的制剂的。临床应用外用药物时,除考虑其性质外,应根据损害情况及季节因素选用合适的外用药物剂型。

剂型选择应遵循以下一般原则:①急性炎症、红肿、大疱及多量渗液者宜采用冷敷,但不宜用软膏、粉剂及刺激性药物;②急性炎症无渗液者宜采用保护收敛性粉剂或摇荡剂;③亚急性炎症有糜烂及少许渗液者宜用糊剂,如亚急性炎症较干燥之损害尚可选用乳膏或油剂;④慢性皮肤炎症或脓疱、结痂、角化性皮肤病及慢性溃疡可选用软膏。

第五,应用方法。外用药物应用方法必须按规定执行,并详细告诉患者遵医嘱,否则不能达到应有的疗效。对外用药物应用过程中可能出现的刺激或过敏反应、毛发漂白或染色、色素沉着、衣服染色,以及皮质类固醇激素外用可能发生的不良反应等应告诉患者,以便患者能采用对应措施。

一、皮肤科外用药物的性质

(一)清洁剂(cleaning agents)

目的:使皮肤损害或皮肤达到清洁。

清除皮肤上糊剂宜用油剂,如豆油、麻油或液状石蜡,用棉花或棉签蘸上这些油在皮肤上轻轻擦拭,以完全清除糊剂。

清除厚痂宜用 2%～5%水杨酸油剂轻搽或包敷。清除皮肤上的油腻或污秽可应用中性肥皂或肥皂样制剂如多芬(Dove)、Areenobar(含 50%燕麦粉),亦可用超脂肥皂。肥皂中的表面活性剂、碱性或香精、药物对即使是完好的皮肤都可能具有原发性刺激或过敏作用,但肥皂对皮肤的刺激可能小一些。用于头发的清洁剂是香波(shampoo,亦称洗发剂)或液体肥皂等,但亦应注意刺激或光敏感之虑。对渗出性皮肤病,尤其是湿疹皮炎,一般不宜用皂类或香波。

抗菌性香皂含化学抗菌剂,如二苯脲(carbamide)、三氯卡班(triclocarban)或取代酚、三氯生(triclosan),具有抑制细菌生长作用因而有除臭的作用(上海制皂厂生产的 TT 香皂属于这一类),可用于毛囊炎、疖、疖病、痱子和脓疱病。当然这些化学抗菌剂也可能会带来一些不良反应。

摩擦清洁剂(abradent cleansers)系由聚乙烯颗粒或氧化铝颗粒加清洁剂等制成,应用时应同时摩擦局部使达清洁目的,可用于面部清洁美容化妆或面膜治疗中。

(二)止痒剂(antipruritic agents)

目的:利用药物之凉爽或麻醉等作用来达到止痒。

1. 石炭酸(phenol)　通过麻醉皮肤神经末梢而止痒。一般使用可配成 1％～3％溶液、洗剂、粉剂或软膏。

2. 樟脑(camphor)　它是一种酮,通过其麻醉性质而止痒。一般用 1％～5％,可配溶液、洗剂、粉剂或软膏。

3. 薄荷脑(menthol)　它是从薄荷或薄荷油中提取,或合成制备的一种脂环醇。以其凉爽作用而止痒。一般配成 0.25％～1％粉剂、洗剂或软膏。其应用浓度不宜偏高,我们曾遇到应用含薄荷脑洗剂反而引起强烈瘙痒及应用高浓度薄荷脑的软膏等制剂而引起皮炎。

4. 麝香草酚(thymol)　它是一种酚的烷基衍生物,可配成 0.5％～1％溶液、粉剂、乳膏。

5. 肾上腺皮质类固醇类　详见抗炎剂,可配成溶液、乳膏或软膏。

6. 局部麻醉药　通过麻醉作用而止痒、镇痛。如达克罗宁(dyclonine)用 0.5％～1％,利多卡因(lidocaine)又称赛罗卡因(xylocaine)用 2％～5％,狄布卡因(dibucaine),又称奴泼卡因用 1％,以及苯佐卡因(benzocaine)

用5％～20％。可配成凝胶、软膏或喷雾剂等。

7. 苯海拉明（benadryl） 通过麻醉作用而有止痒、镇痛效用，一般用1％～2％乳膏或软膏。

8. 盐酸异丙嗪 同苯海拉明。

9. 二甲异喹（dimethisoquin） 是一种醚样的表面麻醉药，用0.5％～1％。可配成软膏、凝胶、乳膏或洗剂。

10. 克罗米通（crotamiton） 又称优力肤（eurax），用10％乳膏。对疥疮有效。

11. 水杨酸（salicylic acid） 用1％～2％酊剂或软膏。

12. 焦油（tars） 可用3％～10％煤焦油溶液。

13. 苯甲醇（benzyl alcohol） 有麻醉止痒、镇痛作用，可配5％～10％酊剂、软膏、洗剂。

14. 中药 如百部、苦参、蛇床子、野菊花及冰片均有较好的止痒作用。其中冰片可配成溶液或洗剂；百部、苦参、蛇床子及野菊花各15～30g，加水煎至200～500ml外洗，可单味或混合应用。注意：冰片外用会致过敏，引起局部或全身性荨麻疹。

（三）保护剂（protective agents）

目的：有保护、安抚、干燥、润滑或凉爽作用。

1. 氧化锌（zinc oxide） 可配成粉剂、洗剂、软膏、糊剂。对脂溢性皮炎亦有用。

2. 炉甘石（calamine） 又称异极石。含氧化锌、碳酸镁及少量（<0.5%）氧化铁，其天然颜色接近肤色，为人们乐于应用。常配成洗剂。

3. 滑石粉（talc） 为天然含水硅酸镁，有时含少量硅酸铝。可配成洗剂、粉剂、糊剂。

4. 淀粉（starch） 有米淀粉、麦淀粉及玉米淀粉等。在温暖潮湿地区易于潮解霉变，但其吸水性又较矿物性粉剂强，常配成粉剂。

5. 二甲硅油（dimethicone） 又称消泡净或聚硅酮（silicone），是一种硅酮制剂。其乳膏制剂可防粪尿所致的浸渍。

6. 其他 如二氧化钛（titanium dioxide）、胶性白陶土（colloidal kaolin）、白陶土（kaolin）、变性淀粉（modified starch）、碳酸镁（magnesium carbonate）、沉淀白垩（precipitated chalk），其中不少还可作扑面粉或粉饼（compact powder）之类化妆品。

（四）收敛剂（astringents）

目的：有凝固及沉淀蛋白质的作用，能缓和炎症，减少渗液及消肿。

1. 醋酸铝（aluminium acetate） 具有收敛及抗菌作用。一般用 Burow 溶液，含 5% 醋酸铝，按 1:10～1:40 稀释作用后湿敷。

2. 醋酸铅（lead acetate） 具有收敛及抗菌作用。一般用 0.1%～0.5% 溶液湿敷。

3. 六水合氯化铝（aluminium chloride hexahydrate）具有收敛及抗菌作用。用其 2% 溶液湿敷。

4. 硝酸银（silver nitrate） 具有收敛及抗菌作用。其游离银离子可使细菌的蛋白质沉淀而起杀菌作用。一般用 0.1% 溶液作湿敷，2%～5% 溶液局部涂布，但浓度大于 0.5% 可引起疼痛。高浓度的硝酸银有腐蚀作用，可用于肉芽生长过度、化脓性肉芽肿。

5. 鞣酸（tannic acid） 又称单宁酸。5%～20% 软膏可治疗尿布皮炎、皮肤溃疡、压疮。10%～20% 粉剂可用于治疗手足多汗症、痱子。

6. 硫酸锌（zinc sulfate） 用 0.1% 溶液湿敷治疗急性湿疹皮炎，2.5% 软膏可治疗脂溢性皮炎、压疮或慢性溃疡。

7. 硼酸（boric acid） 有轻度收敛及抗菌作用。用 3%～4% 溶液湿敷治疗急性湿疹皮炎，或外涂治疗头皮糠疹。但鉴于用硼酸溶液作为膀胱冲洗剂及硼酸软膏大面积外用而经皮肤吸收，引起昏睡中毒甚至死亡，建议慎用。

8. 铋剂 如碱式硝酸铋（bismuth subnitrate）、碱式碳酸铋（bismuth subcarbonate）及次没食子酸铋（bismuth subgallate），配成 10%～20% 粉剂、软膏，可治疗烫伤、包

皮龟头炎、慢性溃疡及扁平苔藓。

（五）抗菌剂（antibacterial agents）

一般宜选用不被吸收及不易致敏的药物。青霉素及磺胺类药抗菌作用虽佳，但外用比内用更易招致过敏，故一般不宜外用。当然在铜绿假单胞菌感染时可选用磺胺咪隆。

1. 抗生素类

（1）硫酸新霉素（neomycin sulfate）：该药由放线菌链霉菌属中提取，是一种氨基糖苷类抗生素（与链霉素、庆大霉素及卡那霉素同属一类），对革兰阳性菌及阴性菌均有效，但对假单胞菌不敏感，A组链球菌较易产生耐药性。其作用是抑制细菌的蛋白质合成。可配成0.5%～1%水溶液、软膏或乳膏。可以产生变应性接触性过敏反应，与庆大霉素可有交叉过敏。

（2）庆大霉素（gentamycin）：该药是从紫色小单孢子菌中提取的三种氨基糖苷的混合物，有干扰细菌蛋白质合成的作用。庆大霉素对革兰阴性菌如大肠埃希菌、假单胞菌等有效，对一些革兰阳性菌如金黄色葡萄球菌和A组β溶血性球菌也有效。它与新霉素可产生交叉耐药性。可配成0.1%溶液、乳膏、软膏。

（3）克林霉素（clindamycin）：对葡萄球菌、溶血性链球菌及丙酸痤疮杆菌有抑制作用。可配成1%霜剂或配于 5％～30％丙二醇酒精溶液中治疗寻常痤疮。

（4）红霉素（erythromycin）：可配成 2％的凝胶治疗寻常痤疮，偶有眼刺激及皮肤触痛。

（5）四环素（tetracycline）：可配成 0.5％～1％酊剂、软膏或乳膏治疗寻常痤疮。

（6）氯霉素（chloromycetin）：一般用 0.5％～1％乳膏。我们常用氯霉素加地塞米松配成乳膏，既可增加地塞米松的抗炎作用又兼有抗轻度感染的作用。

（7）杆菌肽（bacitracin）：该药是从枯草杆菌中提取的一种多肽抗生素，它能干扰细菌的细胞壁生成。杆菌肽对链球菌、葡萄球菌和肺炎球菌等革兰阳性菌有抗菌作用，对厌氧球菌、奈瑟菌属、破伤风杆菌和白喉杆菌亦敏感。极少耐药，但对某些葡萄球菌呈固有的耐药作用。过敏反应罕见。一般配成 500U/g 的软膏，并常与新霉素和多黏菌素 B 混合配成软膏。杆菌肽在凡士林中稳定。

（8）多黏菌素 B（polymycin B）：该药是从多黏杆菌中提取的一种环状多肽。它是一种表面活性剂，能改变细菌的脂蛋白膜使之失去有效的屏障作用及使其细胞内容外溢。多黏菌素 B 对假单胞菌及大肠埃希菌有效。可配成 0.1％～1％的溶液或 5000～10 000U/g 软膏。

（9）短杆菌素（tyrothricin）：该药是一种含短杆菌肽和短杆菌酪肽的多肽抗生素的混合物，对一般革兰阳性菌有杀菌作用。无过敏性，罕有抗药性。常用作外用抗菌剂的混合物之一。可配 0.25mg/g 乳膏。

（10）利福平（rifampicin）：对革兰阳性球菌及革兰阴性杆菌有效。可配成 1% 乳膏，对毛囊炎、疖、脓疱病等有效，对寻常痤疮及酒渣鼻亦有效。广东顺德顺峰制药厂生产的疮疖灵软膏即含有 1% 利福平。

（11）莫匹罗星（mupirocin）：商品名"百多邦"（Bactroban）。用其 2% 的软膏，主要治疗革兰阳性感染，如金葡菌皮肤感染，对革兰阴性菌亦有一定作用。

（12）夫西地酸乳膏（fusidic acid cream）（立思丁）：是一种具有甾体骨架的抗生素，其化学结构与头孢菌素 P 相似，主要通过抑制细菌蛋白质的合成而起抗菌作用。适用于各种革兰阳性球菌尤其对葡萄球菌高度敏感，对耐药的金黄色葡萄球菌感染也有效，常用于脓疱病、疖肿、甲沟炎、须疮和创伤合并感染等。

2. 化学抗菌药

（1）碘（iodine）：有强力杀细菌和真菌作用。常配成 2% 碘酊外用。对传染性软疣的较小损害涂 2% 碘酊有效。

（2）碘伏（iodophors）：为碘与载体组成的水溶性有机复合物，当它与体内组织还原性物质接触时便缓慢释放出碘，对细菌、真菌、酵母菌、病毒和原虫均有效。它们具有水溶性、无刺激性及无刺痛感，但当接触全血和血清时便失效。常用于手术前的皮肤清洁和外科洗涤，也可用于治疗皮肤感染和烧伤。它们可配在多种赋形剂中应用。增溶性载体物质包括聚乙烯吡咯酮（polyvinyl-pyrro-lidone）[如聚维酮碘（povidine-iodine），商品名为 betadine 和泊洛沙姆碘（poloxamer-iodine）复合物]，可配成溶液、外科洗涤剂、冲洗液、软膏、香波及皮肤清洁剂。

（3）碘仿（iodoform）：可配成 4%～6%碘仿纱布或 10%碘仿软膏或加煤焦油和植物油配成复方碘仿油剂，用于创面感染或慢性溃疡，有防腐、除臭作用。

（4）氯碘仿（clioquinol）：又称慰欧仿（vioform）、氯碘羟喹或氯碘喹啉（iodochlorohydroxyquin）。可配成 3%～10%粉剂、软膏或乳膏治疗龟头炎、女阴炎、小腿溃疡及烧伤。

（5）三氯生（triclosan）：学名二氯苯氧氯酚，是一种广谱抗菌剂，被广泛应用于肥皂、牙膏等日用化学品之中，它可溶于多种有机溶剂和表面活性剂，对强酸、强碱及热具有高度稳定性。对皮肤因感染革兰阳性菌、真菌、酵母菌有效。对病毒[如甲肝、乙肝、狂犬病毒、艾滋病毒（HIV）]等都具有广泛的杀灭作用。

（6）呋喃西林（furacillin）：可配成 0.2%～0.5%软膏或乳膏。可能引起接触性过敏。

（7）氯己定（洗必泰，chlorhexidine）：为速效局部抗菌剂，但与六氯酚一样可以持续留在皮肤上，而产生蓄积及连续的抗菌作用。它对革兰阳性和阴性菌、普通酵母菌及真菌均有效。常用作皮肤清洁和外科洗手的杀菌剂。一般应用0.5%～4%溶液。如4%洗必泰葡萄糖酸盐（chlorhexidine gluconate）配制在肥皂基质中作皮肤清洁剂；0.5%洗必泰，70%异丙醇溶液作洗手杀菌剂。

（8）过氧化苯甲酰（benzoyl peroxide）：是一种合成树脂，具广谱抗菌作用，2.5%～10%乳膏或凝胶可治疗寻常型痤疮、脂溢性皮炎及压疮。此外尚有角质离解、刺激肉芽生长和上皮细胞增生作用。浓度高时容易发生刺激作用。

（9）甲硝唑（灭滴灵，metronidazole）：对革兰阴性及阳性厌氧菌有效，对毛囊虫、阴道毛滴虫、溶组织阿米巴等亦有效。可配成0.75%～5%的乳膏或凝胶，用以治疗酒渣鼻、寻常痤疮、脂溢性皮炎等。

（10）壬二酸（azelaic acid）：又名杜鹃花酸，微溶于水，较易溶于热水和乙酸。对革兰阳性及阴性菌有抑制作用，尤其是对于痤疮棒状杆菌的抑制作用。配制20%霜乳膏，治疗丘疹脓疱型痤疮或一般炎症损害。

（11）其他：乙醇、异丙醇（isopropyl alcohol）、阳离子表面活性剂［如醛类（甲醛及二醛）、苯甲羟胺（benzalkonium）、苯氧乙醇（phenoxyaethanol）、汞剂、高锰酸钾（potassium permanganate）及3%过氧化氢（hydrogen peroxide）］等也都是抗菌剂。

3．染料杀菌剂

（1）龙胆紫（gentian violet）：又称甲紫（methylviolet）。可配成 1%～2%水溶液或 0.1%～1%糊剂治疗脓疱病、念珠菌等，其糊剂尚可治伴继发感染的湿疹皮炎。

（2）依沙吖啶（雷佛奴尔，rivanol）：常用 0.1%溶液湿敷治疗感染性皮肤病。

（3）铝盐：1%～20%氯化铝水化合物（aluminium chlorohydrate）、10%～20%醋酸铝及 20%～30%六水合三氯化铝在试管内可完全抑制到杀死皮肤癣菌、酵母菌、革兰阳性和阴性菌。6%六水合三氯化铝溶液可治疗毛囊炎，尤其是臀部毛囊炎。

（4）磺胺米隆（sulfamylon）：又称马法尼（mafenide）。主要用于假单胞菌属感染，可用 5%～10%乳膏或软膏。可引起变应性接触性过敏反应。

（5）汞剂：如甲氧氨基汞（ammoniated mercury）用 3%～5%软膏，可治疗脓疱病、石棉糠疹。汞剂因对环境有污染及易致过敏，近年来人们应用已逐渐减少。

（6）其他：如品红（fuchsin），可抗皮肤癣菌、念珠菌。

4．中药抗菌剂 如小檗碱（黄连素，berberine）常可配成 2%软膏或乳膏用于脓疱病，化脓性溃疡。

5．其他 如鱼石脂（ichthyol）可配成 2%～5%洗剂，治疗脓痱、毛囊炎。配 10%软膏治疗疖、疖病或以纯鱼石脂并粘在棉片上包敷治疗疖、疖病。

（六）抗病毒剂（antiviral agents）

1. 阿昔洛韦（acyclovir）　又称无环鸟苷。它是一种在试管内抑制疱疹病毒复制的药物，对单纯疱疹及带状疱疹有效。可配成 2%～3% 的乳膏或软膏。

2. 咪喹莫特（imiquimod）　为一种干扰素诱导剂，属咪唑喹啉类化合物。是一个小分子免疫调节剂，外用后可使局部产生干扰素，而产生抗病毒活性。咪喹莫特多采用多剂量包装（明欣利迪），我的经验是治疗寻常疣、扁平疣、传染性软疣、尖锐湿疣，用牙签挑极少许均匀涂抹疣体，每日 1 次，7～10 天可愈。如涂药后盖上一小片塑料薄膜，并用胶布固定，可以节省药物，提高疗效。

3. 酞丁安（ftibamzone）　又称增光素。对沙眼衣原体、疱疹病毒及疣病毒有效，可治疗带状疱疹、单纯疱疹、尖锐湿疣、传染性疣、扁平疣、寻常疣。可用 3% 乳膏、软膏或悬混液。

4. 碘苷（idoxuridine，IDU）　又称疱疹净。可干扰病毒 DNA 合成。对单纯疱疹病毒、牛痘病毒和腺病毒有抑制作用。可配成 0.1%～0.5% 溶液或软膏。治疗要用 20% 制剂。

5. 阿糖腺苷（adenine arabinoside；vidarabine，VIRA-A）　是一种嘌呤核苷，能干扰单纯疱疹、水痘-带状疱疹和牛痘病毒 DNA 的早期合成。

6. 其他　如戊二醛(glutaraldehyde)的 2％溶液外用寻常疣有效,福尔马林(formalin)的 5％溶液浸泡足趾疣亦有一定疗效。

(七)抗真菌剂(antifungal agents)

1. 咪唑类　可破坏真菌的细胞壁使改变其通透性,对皮肤癣菌及念珠菌有效。

(1)益康唑(econazole):用 1％膏剂,它还对葡萄球菌及链球菌有效。

(2)咪康唑(miconazole):用 2％软膏。

(3)克霉唑(clotrimazole):用 1％～5％膏剂。

(4)酮康唑(ketoconazole;nizoral):除 1％制剂可外用外,它还是一种口服广谱抗真菌剂,对念珠菌、新型隐球菌、粗球孢子菌、荚膜组织胞浆菌病、皮炎芽生菌及皮肤癣菌均有效,但一定要注意它会引起肝损害。

(5)肟康唑(oxiconazole):用 1％膏剂。

上述药物可制成多种制剂,如乳膏、软膏、洗剂、粉剂、涂膜剂或阴道乳膏等。还可以制成香波治疗头皮糠疹。

国内外均将咪唑类加入可的松类制成复方制剂,它对缓解炎症比单一咪唑类疗效为优。这里特别要介绍 2 种复方制剂:一种复方酮康唑乳膏(丙酸氯倍他索与酮康唑组合),另一种是派瑞松[曲安奈德(triamcinolone acetonide 0.1%),硝酸益康唑(econazole nitrate 0.1%)组合],它们的抗真菌与消炎作用共存,疗效可靠。

2. 萘替芬(naftifine hydrochloride)　为一种新的强效抗真菌剂,国内已合成成功,对皮肤癣菌有效,用1%乳膏可治疗足癣、体癣。

3. 十一烯酸(undecylenic acid)及十一烯酸锌(zine undecylenate)　对皮肤癣菌有效。常配成5%十一烯酸、20%十一烯酸锌软膏剂,2%十一烯酸、20%十一烯酸锌粉剂。

4. 水杨酸(salicylic acid)　主要用于皮肤癣菌病。用3%～10%,可配成软膏、酊剂、粉剂。因有刺激性,不宜用于黏膜。其角质离解作用对癣病之治疗优于其他药物。国内有多种主要含有水杨酸粉的浸泡剂,以热开水1000ml溶解,浸泡手癣、足癣有效,但不如咪唑类。

5. 苯甲酸(benzoic acid)　又称安息香酸。常用6%～12%与3%～6%水杨酸配成软膏或酊剂,如复方苯甲酸软膏(亦称 Whitfield 软膏)可治疗癣病,但不如咪唑类。

6. 醋酸(acetic acid)　常用5%～10%溶液浸泡手癣、足癣。

7. 间苯二酚　又称雷琐辛(resorcinol;resorcin)。有杀真菌、细菌及止痒和角质离解作用。常用5%～10%配于其他抗真菌复合剂的溶液中。

8. 灰黄霉素（griseofulvin）　是一种口服的抗皮肤癣菌的抗真菌抗生素，可治疗头癣、体癣、手癣、足癣及甲癣，对孢子丝菌病亦有效。一般认为外用无效，但有人认为如将其配入皮肤促进渗透剂中亦有效。

9. 托萘酯（发癣退，tolnaftate）　是一种合成抗真菌剂，仅对皮肤癣菌及花斑癣菌有效。可用 1% 粉剂或溶液。

10. 卤普罗近（haloprogin）　一种合成的氯化碘丙炔三氯苯基醚抗真菌剂，治疗皮肤癣菌病及花斑癣。试管内亦具抗白色念珠菌及葡萄球菌、链球菌活性。用 1% 霜剂或溶液。

11. 铝盐　亦有抗真菌作用，参见收敛剂。

12. 制霉菌素（nystatin）　是取自放线菌（Streptomyces noursei）的一种多烯抗生素，它能与真菌膜上甾醇结合，致使细胞壁通透性改变及细胞成分溢出。外用治疗皮肤、黏膜念珠菌病。根据我们的实验室抑菌实验及临床经验，它对手癣、足癣、股癣亦有极佳疗效。可以 10 万 U/g 或 10 万 U/ml 配制成软膏、乳膏或粉剂，亦可配成混悬剂治疗鹅口疮，皮肤念珠菌病或癣病，或制成每片含 5 万 U 的阴道片应用阴道念珠菌病。

13. 染料类抗真菌剂　如品红，一般用 3%，可配成石炭酸品红涂剂（Castellani's paint），对浸渍糜烂型足癣或擦烂尤效；甲紫，常配成 1% 溶液治疗黏膜皮肤念珠菌病。

14. **两性霉素 B(amphotericin B)** 为一种广谱多烯抗真菌抗生素,主要内用治疗系统性真菌感染,亦可配成3%乳膏或洗剂外用治疗皮肤黏膜念珠菌病,但对皮肤癣病无效。

15. **杀念珠菌素(candicidin;candeptin)** 是一种多烯抗真菌抗生素,其化学结构、抗菌剂及抗菌浓度与两性霉素 B 相似。可配成乳膏或阴道片治疗念珠菌性女性阴道炎。

16. **氟胞嘧啶(5-flurocytosine)** 主要内用治疗系统性念珠菌感染,亦可配成 10%乳膏治疗皮肤念珠菌病。

17. **其他**

(1)吖啶琐辛(acrisorcin;akrinol) 可配乳膏治疗花斑癣。

(2)曲古霉素(trichomycin) 常用其阴道片,每片含 5 万 U,或以 5 万~15 万 U/g 软膏或乳膏治疗皮肤、黏膜念珠菌病。

(3)球红霉素 有人以 1%的二甲基亚砜溶液外用治愈 1 例卡氏分支孢子菌引起的皮肤着色真菌病。

(4)金褐霉素(aureofuscin) 系从我国土壤中分离的金褐链丝菌(*Streptomyces aureofuseus*)中提取的一种多烯广谱抗真菌抗生素,对曲菌属、镰刀菌属、盘孢菌及念珠菌有抑制作用,一般用 1%软膏。

此外,还有用于化妆品及洗涤剂中的咪唑烷基脲

(germall)；尼泊金 M(napkin M)，用 0.2%～0.25%；尼泊金 P(napkin P)，用 0.05%～0.1%；十一烯酸单乙醇酰琥珀酸酯磺酸盐，是一种表面活性剂，抑制皮肤癣菌、念珠菌生长，一般用 2%～3%，常制成香波、肥皂，对痤疮及脂溢性皮炎有效。这些药物均有抗菌、防腐作用。

（八）角质离解剂（keratolytics）

能软化角质层，促使其脱落，进而使角质层变薄。主要用于角化过度的病变，如胼胝、鸡眼。

1. 水杨酸　3%～6%可软化角层及使鳞屑脱落。其脱屑作用是由于它能溶解细胞间的接合物，降低细胞与细胞的粘合力，从而增加角质细胞的脱落。在增加浓度时则这种变化可涉及棘层。一般用 3%～20%。3%～6%可配成酊剂、软膏、乳膏、粉剂。

2. 间苯二酚（雷琐辛）　一般用 5%～20%。

3. 乳酸（lactic acid）　用 15%。其中乳酸高浓度时为角质离解剂（如乳酸 16.7%，水杨酸 16.7%，弹性胶基质，用以治疗疣），低浓度作用作增湿洗剂（如我们用 5%乳酸溶液治疗鱼鳞病疗效很好）。

4. 尿素（urea；carbamide）　15%可促进纤维蛋白的消化，40%可分解蛋白、溶解和变性蛋白，结合抗真菌作用可用于感染和结痂或坏死性腐肉；可软化和湿润角质层，常以 10%乳膏用于需要润肤的鱼鳞病和皮肤干燥；有止痒和促进皮肤的穿透作用,增加皮质类固醇的经皮吸收作用,可与皮质类固醇激素一起用于特应性反应的干燥而瘙痒的皮肤或无皮脂性湿疹的干燥皮肤;22.25%～40%的软膏可溶甲,用以治疗甲癣;40%的水溶液可治疗黑毛舌和聚合性痤疮;用尿素做预治疗,以增加氟尿嘧啶治疗角化病的疗效。

5. 尿囊素(allontion;5-ureidohydantoin)　是尿酸衍生物。对皮肤新生、愈创、软化、安抚及角质离解有用,尚有轻度收敛作用。它能使对角蛋白的水合能力增加,作为增湿剂用于皮肤干燥或用于化妆品中;其角质离解作用可用于治疗银屑病。一般用 2%～5%,可配成乳膏。

6. Alpha-羟酸(α-hydroxy acids)　如枸橼酸(citric acid)、羟乙酸(glycollic acid)、乳酸(lactic acid)、苹果酸(malic acid)、丙酮酸(pyruvic acid)、葡萄糖醛酸(glucuronic acid)等,用其 5%亲水性软膏或其他合适的基质对鱼鳞病有效。

7. 丙二醇(propylene glycol)　有润肤及角质离解作用。其 40%～60%水溶液对鱼鳞病有效。尤以用塑料封包法时更有效,可以促使鳞屑脱落。2%丙二醇为等张溶液,广泛用作皮肤病制剂的赋形剂。含有丙二醇或其他物质的含水酒精性凝胶可增加水杨酸的角质离解作用。Keralyt 凝胶含 6%水杨酸、19.4%乙醇、羟丙基纤维素、丙二醇及水。它是一种极有效的角质离解剂,以塑料封包法治疗 X 连锁遗传鱼鳞病及寻常鱼鳞病很有效,且通常无刺激。损伤皮肤用之可有灼热及刺痛感。对伴有角化过度、脱屑、皮肤干燥的其他角化异常的病人也有效。

8. 维 A 酸(tretinoin;retin A;vitamin A acid) 对许多有毛囊性角栓或有角化过度和角化不全的皮肤病有效。可治疗寻常型痤疮、银屑病、老年角化病、疣状痣、毛囊角化病、鱼鳞病、黄褐斑等。一般用 0.025%～0.1%的洗剂、酊剂或凝胶,角化明显者可增加至 0.3%。浓度偏高时易引起皮肤红斑、炎症及暂时色素沉着,当停药或降低浓度时可消退。

0.1%维 A 酸、1% 维生素 C 软膏,可用于寻常疣、指状疣有效。

(九)角质促成剂(keratoplastics)

旧称还原剂。能促进角质层正常角化,同时有收缩小血管,借以减轻炎症及浸润的作用。多用于慢性皮肤炎症具有皮肤肥厚及苔藓化的病变。

1. 焦油化合物(tar compounds) 有煤焦油(coal tar)、松焦油(pine tar)、糠馏油(pityrol)及黑豆馏油等。一般可配成 2%、5%、10%的软膏、凝胶、乳膏,或配成 2.5%～25%的浴剂。亦可配成含 20%煤焦油的煤焦油溶液,再以其 2%～5%浓度配入乳膏或软膏中,或以其 10%配入洗剂中。焦油为细胞抑制剂,已证实煤焦油能抑制小鼠的 DNA 合成。煤焦油有光敏感作用,而木焦油无此作用。外用煤焦油制剂加紫外线治疗银屑病有明显增效作用。

2. 蒽林(anthralin)　是由蒽制备的合成物质,用于治疗银屑病。它能减少表皮的有丝分裂活动。在人细胞的培养中,它能抑制 DNA 复制和修复合成。它有刺激作用,并能染色皮肤、甲及衣服。一般配成 0.1%～1% 软膏。

3. 硫黄(sulfur)　5%～10%软膏,可治疗疥疮。

4. 鱼石脂(ichthyol)　配成 1%～5%软膏、糊剂或洗剂。

5. 白降汞　用3%～5%软膏。

(十)杀疥螨剂和灭虱剂(scabicides and pediculicides)

1. γ-六氯化苯(gamma benzene hexachloride)　又称 γ-666 或林丹。是一种高效杀疥螨和灭虱药,可用 1% 乳膏,治疗疥疮、虱病。因有毒,如误食或吸收体内可中毒致死,故婴儿、幼童及孕妇慎用。我国天津制药厂及武汉制药厂均生产 γ-666 原药。

2. 硫黄　为传统及古老的有效杀虫剂,一般可配 5%～10%软膏。有刺激性,易致皮肤瘙痒及皮炎,如加入少量可的松类药物可减少此等副作用。

3. 苯甲酸苄酯(benzyl benzoate)　可用 20%～25%

乳剂治疗疥疮及虱病。

4. 其他 如滴滴涕（DDT），用 10％粉剂，2％～5％乳剂消灭体虱；六氯环己烷，用 0.5％～1％粉剂或乳膏治疗虱病及疥疮；克罗他米通（crotamiton），用 10％乳膏或洗剂治疗虱病及疥疮；克罗他米通用 10％乳膏或洗剂治疗或预防疥疮；马拉硫磷（malathion），又称马拉松，其 0.5％洗剂或 1％粉剂用于预防和治疗虱病；除虫菊酯（pyrethrin）类化合物可制成凝胶或液体治疗虱病及疥疮；百部的 10％酊剂可治疗虱病；夫酸酊酯（butylis phthalas），又称邻苯二甲酸二丁酯，可配成 5％～1％乳膏或软膏治疗疥疮。

（十一）昆虫驱避剂（insect repellents）

可驱避昆虫，避免叮咬。

1. 二乙甲苯酰胺（diethyltoluamide；DEET） 又称避蚊胺或滴涕。是一种有机的液体，一种极好的驱蚊剂。商业制剂有 6％～50％以上不同浓度的喷雾剂、乳膏及洗剂。美军标准昆虫喷雾含有 75％DEET。

2. 乙基己二醇（ethyl hexanodiol） 不刺激皮肤，但可引起化学性结膜炎。它是一种针对恙螨、蚊、黑蝇及其他叮人蝇的标准驱避剂，如与邻苯二甲酸二甲酯（dimethyl phthalate）和因达隆（indalone，又称驱虫酮）混合应用则更有效。这三种化合物的混合物用于衣服上可驱避蜱和蝇。

3. 碳酸二甲酯(dimethyl carbate) 用于衣服上可趋避蜱或驱蚊。

4. 布托哌弄克西(butopyronoxyl) 又称丁基异亚丙基丙酮、丁基莱基化氧(butyl mesityl)。它不溶于水。可用于皮肤及衣服上以防刺人的马厩蝇及恙虫。

5. 丁基乙基丙二醇(butylethylpropandiol) 按美军标准将其与苯甲酸苄酯一起浸透衣服以驱避恙螨及蜱。5％乳剂可用以驱避多种节肢动物,并可制成洗剂用于治疗兽疥癣和犬虱病。

6. 苯甲酸苄酯(benzyl benzoate) 5％乳剂可用以驱避多种节肢动物,并可制成洗剂用于治疗兽疥癣和犬虱病。

7. 酞酸甲酯及酞酸丁酯 可驱避蚊、恙螨。

(十二)抗炎剂(antiinflammatory agents)

1. 外用皮质类固醇激素类 具有较强抗炎、抗过敏、止痒、免疫抑制、抗增生(减少有丝分裂和 DNA 的合成)作用。根据血管收缩试验等有关资料将其作用强弱的顺序排列如下。

第一类 最 强 效

丙酸氯倍他索(clobetasol propionate)

　　商品名特美肤(Temovate;Dermovate)　　　　0.05％

二醋酸双氟拉松（diflorasone diacetate）

    商品名 Florone 或 Maxiflor   0.05％

卤美他松（halometasone monohydrate）

    商品名适确得（Sicorten）   0.05％

哈西奈德（halcinonide）

    商品名喜乐（Halog）   0.1％

氟轻松（fluocinonide）

    又称肤轻松（fluocinolone acēētonide）

    商品名仙乃乐（Synalar）   0.2％

双氟可龙（diflucortolone valerate）   0.3％

倍氯米松（beclomethasone dipropionate）   0.5％

安西缩松（amcinonide）

    商品名 Cyclocort   0.1％

去羟米松（desoximetasone）

    商品名 Topicort   0.25％

第二类　强　效

氟轻松（fluocinolone acetonide）   0.025％

氟氯奈德（fluclorolone acētonide）   0.025％

倍氯米松

    商品名 Propaderm   0.025％

羟泼尼缩松（desonide）

    商品名 Tridesilon   0.05％

倍他米松戊酸酯（betamethasone valerate）

商品名 Betaderm；Betnovate；Celestoderm；Betacort；Valisone   0.1%

双氟可龙（diflucortolone valerate）   0.1%

曲安奈德（triamcinolone acetonide）

商品名 Kenalog   0.025%～0.1%

氟氢缩松（flurandrendone）

商品名 Cordan   0.05%

氢化可的松丁酸酯（hydrocortisone butyrate） 0.1%

去羟米松（desoximetasone）   0.05%

地塞米松二丙酸酯（dexamethasone dipropionate）

0.1%

第三类 中 效

氯倍他松丁酸酯（clobetasone butyrate）   0.05%

地塞米松（dexamethasone）   0.1%

氟轻松（fluocinolone acetonide）   0.01%

曲安奈德（triamcinolone acetonide）   0.01%

氟米松（flumethasone pivalate）   0.025%

氟氢缩松（flurandrendone）   0.0125%

以尿素基质配制的 1% 氢化可的松制剂可能属三和四类之间。

第四类 弱 效

氢化可的松（hydrocortisone）   0.1%～2.5%

泼尼松（prednisone）   0.5%～1.0%

泼尼松龙（prednisolone）　　　　0.5%～1.0%

甲强松龙（methylprednisolone）　　　　0.25%

上述药物可配成软膏、乳膏、凝胶或洗剂。同一品种和同一浓度药物其软膏可能比乳膏效果高一档次。

本类药物适用于银屑病、湿疹、接触性皮炎、神经性皮炎、脂溢性皮炎、瘙痒症、白癜风等。一般宜选用中效或强效的皮质类固醇激素即可，但白癜风宜选用最强效者。银屑病宜用中效档次为佳。

外用也会产生多种不良反应。除氢化可的松不良反应小外，其他种类尤其是强效、最强效的皮质类固醇长期外用，特别是在腋窝、阴股部及面部易引起皮肤萎缩、萎缩纹、毛细血管扩张。其他如紫癜、毛囊炎、疖、隐匿癣、痤疮、口周皮炎、局部多毛症及内呼吸发生库欣综合征。银屑病长期应用强效皮质类固醇激素常发生反跳，使病情加重。

（1）激素外用应避开不良反应

①首选作用较强而不良反应较小的皮质类固醇激素，如艾洛松即是，而且它每天只要用1次，使用方便；还有丁酸氢化可的松每天用2～4次。它们尤适用于面部皮病，儿童患者等。

②不可当化妆品每天长期应用。

③应用强效以上档次的皮质类固醇激素时，开药应控制药量，并应详细告诉患者不宜久用、不大面积应用及

可能产生的不良反应,一定要在医师指导下应用。

④医师应熟练掌握并正确应用外用皮质类固醇激素,以免发生相关的医疗纠纷。

(2)关于外用皮质类固醇激素的单一制剂与复方制剂。

①其复方制剂主要是外用皮质类固醇激素加上抗真菌或抗菌剂。除抗真菌或抗菌作用外,当然还有抗炎等作用,应用方便。但也因其含皮质类固醇激素的缘故,使其抗真菌或抗菌作用减弱。

②如为单一的真菌皮肤(念珠菌病除外)感染或细菌感染,最好选用单一的抗真菌或抗菌制剂。

(3)封包疗法:又称塑料封包。对银屑病、神经性皮炎及手部湿疹等单独用皮质类固醇激素霜效果不佳时可选用此法。根据作者体会,掌跖脓疱性银屑病、汗疱疹型表皮癣菌疹、天疱疮、聚合性痤疮、红皮病等亦可用本疗法提高疗效。应用时,一般宜将患处浸在水中,趁皮肤湿的时候,把药擦在损害处,再用聚乙烯塑料薄膜覆盖或包裹患处,亦可利用塑料手套等,用绷带包扎塑料固定,每天用 10 小时左右,以夜间应用为宜。夏日不宜应用,如封包过程中发生毛囊炎、疖等应立即停止封包。

2. 非类固醇抗炎剂(NSAIDs)

(1)吲哚美辛(indomethacin) 为消炎镇痛药,可抑制紫外线红斑(抑制前列腺素合成酶),用于晒斑、紫外线

照射过度(紫外线皮炎)、日光性皮炎。可用 0.5％～1％
乳膏或溶液。

(2)氟芬那酸丁酯软膏(butyl flufenamate oint-
ment),其化学名称为 2-[3-(三氟甲基)苯基]氨基苯甲酸
丁酯。本品为非甾体类抗炎药物,对非感染性亚急性湿
疹、慢性湿疹、慢性单纯性苔藓等皮肤疾病具有治疗作
用。在我 20 余年的临床应用中,可以肯定它对光敏感性
皮炎,如慢性光化性皮炎及晒斑疗效迅速、肯定,甚至强
于激素。

(3)丁苯羟酸(bufexamac)　为消炎镇痛药,5％乳膏
对湿疹皮炎有效。

(十三)细胞毒剂(cytotoxics)

1. 斑蝥素(cantharidin)　是一种线粒体毒素,可导
致细胞膜改变,使表皮细胞松散,棘层松解和形成水疱,
所以它是一种发疱剂。用于治疗疣或银屑病。可配
0.7％～1％斑蝥素涂膜剂,亦可用斑蝥酊。

2. 足叶草脂(podophyllin;podophyllium resin)　是
一种细胞毒剂,能抑制处于中期的细胞分裂。主要用于
治疗尖锐湿疣和其他疣。可用 10％～25％酊剂或复方安
息香酊。外用后常引起局部糜烂肿痛。不宜大面积外
用,因可出现严重全身中毒。

3. 氟尿嘧啶(5-flurouracil;5-FU)　是一种嘧啶拮抗

药,它抑制胸腺嘧啶核苷合成酶的活性,从而干扰 DNA 合成。配成 1%～5% 乳膏或溶液,用以治疗多发性光化性角化病、浅表性基底细胞癌及 Bowen 病,也可用以治疗扁平疣。

4. 氮芥(nitrogen mustard) 一般配成 0.0025%～0.005% 乙醇溶液或 0.0001%～0.005% 软膏治疗银屑病、蕈样肉芽肿及白癜风。此药极易引起刺激性皮炎,偶亦引起变应性接触性皮炎,尤以反复应用者,为减少此类反应可同时在制剂中加入可的松类激素。如配乙醇溶液,因其可被水解及高温所降效,所以宜用高浓度乙醇及低温贮藏或加酸使乙醇溶液酸化即可永存,但软膏剂型稳定。

5. 芥子气(mustard gas) 不溶于水,一般配成 0.0005%～0.0001% 软膏治疗银屑病及白癜风。此药为军用糜烂性毒剂,易致皮炎,但极少有变应性反应。

6. 喜树碱(camptothecin,CPT) 可抑制 DNA 合成。可配成 3%～8% 溶液、乳膏治疗银屑病。易引起皮炎与色素沉着。可在其制剂中加入皮质类固醇激素以增加疗效及减少皮炎发生。

7. 其他 如秋水仙碱(colchicine),可用 0.5%～1% 亲水性软膏治疗银屑病、脓疱性银屑病、基底细胞癌、日光性角化病及 Bowen 病;羟基脲(hydroxyurea)的 10% 乳膏可治疗银屑病;平阳霉素(pingyangmycin)20mg 或博来霉素（bleomycin）30mg 加 2％的阿佐恩乙醇溶液中 10ml 中治疗寻常疣及跖疣有效。

（十四）腐蚀剂（caustics）

破坏或腐蚀局部组织。

1. 三氯醋酸（trichloroacetic acid） 为强腐蚀剂，能沉淀和凝固皮肤蛋白质。一般用 30％～60％溶液局部涂布睑黄瘤，10 天涂 1 次，1～3 次可愈。亦可用于扁平疣。

2. 纯石炭酸 可局部涂布治疗色素较淡的太田痣及皮肤淀粉样变性病，亦可局部点涂雀斑。此药应用有突然死亡之虑，尤不宜大面积涂布。

3. 硝酸银（silver nitrate） 应用硝酸银棒及 5％以上的溶液有腐蚀作用，可用于皲裂或过度增生的肉芽组织。

4. 其他 水杨酸 20％以上及乳酸 15％以上亦可为腐蚀剂，两者可混合治疗胼胝、鸡眼。

（十五）遮光剂（sunscreens）

用以遮挡日光中紫外线的伤害。

1. 对氨基苯甲酸（para-aminobenoic acid，PABA）吸收 280～320nm 波长的紫外线。它对白色纤维易染成黄色，尤以棉花。用 5％的乙醇或乳剂。PABA 酯类效果稍差，染色亦轻，如辛基-二甲基对氨苯甲酸酯（octyl-dimethyl aminobenzoic acid ester），用 7％。PABA 可与磺胺、普鲁卡因发生交叉过敏反应。

2. 二苯甲酮类化合物（benzophenone compounds）吸收 250～365nm 波长紫外线，又能吸收一些 365～400nm 波长紫外线。对中波紫外线晒伤谱中比 PABA 类化合物疗效差些。如羟苯甲酮（oxybenzone）用 3％～6％；二羟苯甲酮（dioxybenzone）用 3％；2-乙基-对甲氧基肉桂酸己酯（2-ethylhexyl-p-methoxyci-nna-mate）用 5％。

3. 奎宁（quinine）　用 2％～5％溶液。

4. 水杨酸苯酯（phenyl salicylate）　又称萨罗（salol），用 5％～10％。

5. 鞣酸　用 5％～10％软膏或乙醇溶液。

6. 其他　如二氧化钛（titanium dioxide）的 5％～10％乳膏，以及氧化锌的 20％乳膏或软膏也是遮光剂，是物理遮光，涂层宜厚，否则效果不好，故又称遮光罩（sunshades），吲哚美辛 2.5％乳膏及溶液亦可作遮光剂。

（十六）脱色剂（depigmenting agents）

用于治疗黄褐斑、雀斑等色素沉着性皮肤病。

1. 氢醌（hydroquinone）　通过酪氨酸酶而阻止酪氨酸变为多巴。用 2％～5％乳膏、洗剂或溶液。在其乳膏中加 0.5％维生素 C 和 0.2％硫酸钠可使之稳定，不氧化。

2. 苄醚氢醌（monobenzone）　用 20％软膏。

3. 过氧化氢（hydrogen peroxide）　俗称双氧水，用

3%溶液。

4．维 A 酸（vitamin A acid）　用 0.1%酊剂或者 0.05%乳膏。

5．升汞（mercury bichloride）　1%～2%溶液或软膏。

6．青霉胺（penicillamine）　用 5%。

7．壬二酸（azelaic acid）　为无毒无致畸的天然直链饱和二羧酸，是酪氨酸酶的竞争抑制剂，其线粒体的活性比抗酪氨酸酶的活性更强。用 15%～20%乳膏。

（十七）着色剂（pigmenting agents）

可增加皮肤色素沉着，用以治疗白癜风。

1．氮芥　可使皮肤直接发生色素沉着，而不必光照。

2．芥子气　同氮芥。

3．补骨脂　中药，可用 15%～30%酊剂外用，但应用时照射日光或紫外线。这种方法称为光化学疗法。

4．甲氧沙林（methoxypsoralen；methoxsalen；oxsoralon）　用 1%洗剂，应用时予以照射日光或紫外线。

（十八）止汗剂（antiperspirants）

1．醛类　可能是阻止汗液通过角质层而起止汗作用。可用 5%～10%福尔马林或 5%碳酸氢钠的戊二醛溶液。用 10%乌洛托品溶液亦有效，它接触皮肤后可水解为氨和甲醛。一般治疗掌趾多汗症。因其致癌性已不用。

2. 铝盐　可外用1％的氯化铝水合物、10％醋酸铝及20％～25％六水合三氯化铝溶液,可治疗腋窝多汗症。

3. 东莨菪碱氢溴酸盐(scopolamine hydrobromide)外用0.025％溶液。

4. 明矾　亦可用作止汗剂。

(十九)生发剂(hairrestorers)

促进头发生长,用以治疗半秃及男性雄性激素性脱发。

1. 米诺地尔(minoxidil)　又称长压定。米诺地尔可使男性雄性激素性脱发头发增多、增粗及变长。它可使斑秃患者头皮微循环改善,闭塞的血管减少,淋巴细胞浸润减少及使毛囊的直径与深度恢复正常。配成2％～5％的溶液,主要用于男性雄性激素性脱发,一般需用4个月才可有效,要进一步有效可用一年,此后还需经常应用,对斑秃亦有效。

2. 肾上腺皮质类固醇激素　宜用强效的配成乳膏或溶液,治疗斑秃,因为斑秃是一种自体免疫疾病。

3. 氮芥　用1∶2000～4000ml的乙醇溶液治疗男性雄性激素性脱发及斑秃,如加入皮质类固醇既可增效又可减少氮芥的不良反应。

4. 维A酸　可促进血管增生,对男性素性脱发有效,如联合米诺地尔应用可提高疗效。

5. 二硝基氯苯（dinitrochlorobenzene，DNCB）　应用后可产生局部变应性接触性皮炎，对斑秃有效，一般用0.4%溶液。

6. 环孢素 A（cyclosporine A）　环孢素在移植患者中发现有多毛症不良反应，从而发现其生发作用。可用环孢素 A 1%、2%或 5%溶液治疗斑秃或男性素性脱发。

7. 其他　如生姜、辣椒、何首乌、芦荟、人参、地黄、女贞子等亦有生发作用。

（二十）抗皮脂溢剂（antiseborrheics）

1. 硫化硒（selenium sulfide）　可降低皮脂中脂肪酸的含量，可杀真菌、寄生虫及抑制细菌的效力，有抑制细胞增殖的作用。该药毒性微小或无。一般配成 2.5%的香波，用以治疗头皮糠疹、皮脂溢性皮炎及花斑癣。它亦可配成 1%乳膏或洗剂等。

2. 巯基吡啶锌（zinc pyrithrione）　是直接细胞毒剂，但没有明显的抑制有丝分裂作用，有抗真菌及细菌，包括卵圆糠秕孢子菌的作用。1%～2%香波治疗头皮糠疹、脂溢性皮炎及花斑癣。

3. 羧半胱氨酸锌（zinc carbocysteinate）　可治疗皮脂溢出、油性发、脂溢性脱发、脂溢性皮炎及甲脆裂。

4. 其他　如硫黄是治疗皮脂溢出、脂溢性皮炎常用药物,可用 5% 硫黄软膏及乳膏或香皂,但要注意其引起皮炎与瘙痒的不良反应;酮康唑可配成香波治疗头皮糠疹;氯霉素、甲硝唑、可的松类、水杨酸及维生素 B_6 可单味或混合配成溶液、酊剂、乳膏、发乳等治疗头皮糠疹、脂溢性皮炎、脂溢性脱发;磺胺醋酰(sulfacetamide)的 10% 洗剂对脂溢性皮炎有效;乙蔗酚、维生素 B_6、螺内脂、硫酸锌外用均可减少皮脂分泌;香波所含的表面活性剂和清洁剂可清除皮脂及鳞屑,有的表面活性剂如 NS 本身亦有抑制真菌、减少头皮屑的作用。

(二十一)刺激剂(irritants)及血管舒张剂(vasodilators)

1. 樟脑　5%～10% 樟脑酊剂或软膏,可刺激局部产生暖热感觉及改善局部循环,可治疗冻疮。

2. 辣椒油树脂(capsicum oleresin)　用 0.03%～0.6% 洗剂或搽剂及辣椒酊可刺激局部产生暖热感觉,后者已被用来治疗冻疮、脂溢性脱发和斑秃。

3. 松节油(turpentine oil)　可使局部产生暖和感觉及止痛作用,用 7% 搽剂、软膏。

4. 氯醋甲胆碱(methacholine chloride)、二盐酸组胺(histamine dihydrochloride)及烟酸甲酯(methyl nicotinate)　可使局部血管舒张。

5. 焦油　如煤焦油可刺激肉芽生长,像复方碘仿油剂中即含煤焦油,用以治疗慢性溃疡。

6. 水杨酸甲酯(methyl salicylate) 为刺激剂,有镇痛作用,用 6%～30%洗剂或软膏。

7. 麝香草酚 为刺激剂,有镇痛作用。

8. 丁香油(clove oil) 可配成软膏或用于牙膏制剂。

(二十二)脱毛剂(depilatories)

因美容目的,利用脱毛剂治疗多毛症对患者带来的远期后果难以预料,但国内外均有市售脱毛乳膏。

1. 硫代乙醇酸盐(thioglycollate) 如硫代乙醇酸钙(calcium thioglycollate)5%乳膏,将该乳膏涂于多毛处,待 10～15 分钟后用清水洗去乳膏,毛亦随之完全清除。此类药物刺激性小,掌握时间适宜对皮肤损伤不大,但会使再长出的毛发更粗更长。

2. 硫化钡(barium sulfide)及氢氧化钙(calcium hydroxide) 可以单独或两者混合应用,以水调和后即可用于去毛。亦有将硫酸钡配成 30%糊剂涂敷多毛处即去除。此等药物所需时间短,但刺激性较大,而且硫化氢有难闻的气味。

(二十三)增湿剂(moisturizers)

增湿剂又称保湿剂。它能润湿角质层,使之增加角质层的水分,以保护及润泽皮肤。常用于化妆品中使起艳丽及保护作用,或配于乳膏、软膏剂溶液中用于干燥性角化性皮肤病中。

尿素、尿囊素、α-羧酸及某些表面活性剂（surfactants）均可作为增湿剂，详见作角质离解剂。甘油亦是一种很好的增湿剂，可配于增湿霜或以赋形剂形式配于洗剂或溶液中。

（二十四）覆饰剂（covering agents）

覆饰剂是一种色彩性、不透明的美容剂，其中含有与肤色相近的苯胺染料及二羧基丙酮或含有 FD 和 C 染料及二羟基丙酮，涂布局部后可以以其色彩及不透明性掩饰损害或皮肤上的一些缺陷，诸如色素减退、色素沉着、毛孔扩大或瘢痕等。

（二十五）促进渗透剂（accelerants）

可称渗透剂，可促进药物经皮肤的吸收作用。它们常被视作溶媒或赋形剂应用。

1. 二甲基亚砜（dimethyl sulphoxide，DMSO）　又称万能溶媒，可与水、酒精、丙酮以任意比例混溶。一般为 $20\%\sim70\%$ 溶液。可与肾上腺皮质类固醇激素或博来霉素等混合以促进该药物的吸收增效作用。高浓度可引起短暂的炎症反应。

2. 月桂氮䓬酮（azone）　又称氮酮或阿佐恩。不溶于水，但可溶于大多数有机溶媒中。无刺激性，无乎无毒。

其 2％浓度高于 50％DMSO 渗透作用 13 倍。可配成 1％～10％乳膏或溶液以增加皮质类固醇激素等透皮吸收作用。

3. 其他 如二甲基甲酰胺（dimethyl formamide，DMF）、二甲醋酸酯（dimethyl acetate）、尿素、司盘（span）和吐温（tween）等亦有不同程度的促进渗透作用。

（二十六）其他

1. 己烯雌酚（stilbestrol） 配成 0.02％酊剂、乳膏。可治疗男性雄性激素性脱发、寻常痤疮、老年性女阴瘙痒症及慢性家族性良性天疱疮。

2. 肝素（heparin）及蝮蛇抗栓酶之类抗凝药 可配成软膏治疗冻疮。

3. 维生素 E 可配成 2％乳膏或 DMSO 溶液中治疗冻疮、硬皮病。

4. 卡古地钠（sodium cacodylate） 配成溶液或霜剂治疗色素性紫癜有效。

5. 稀草酸或硫代硫酸钠溶液 可去除高锰酸钾对皮肤的染色。

6. 三氯化铁（ferric chloride） 为止血药，可促进血液凝固，配成三氯化铁酊，常用于刮术中止血。

二、皮肤科外用药物的剂型

(一)溶液(solutions)

以药物溶于水中而成。应用方法有以下几种。

1. 局部涂搽、洗涤　用于局部涂搽或洗涤。

2. 药浴

(1)糠浴(bran bath)：糠或麸 1000g，放入布袋中，加水煮沸，或用开水冲置浴缸中，取汁沐浴。有清洁、安抚、消炎、止痒作用，用于湿疹皮炎。

(2)淀粉浴(starch bath)：水解淀粉 2 杯，冷自来水 4 杯，调成糊状，再加入微温水沐浴。作用与适应证同糠浴。

(3)高锰酸钾浴：用 1:40 000～100 000 高锰酸钾溶液沐浴，一般用高锰酸钾 2g，加一缸浴水即可配成上述浓度。有杀菌、清洁和除臭作用。用于化脓性、感染性皮肤病。局部浴可用 1:5000～10 000 高锰酸钾溶液。

(4)苏打浴(soda bath)：每次用碳酸氢钠 200g，加水于浴缸中沐浴，用于瘙痒症。

(5)硫黄浴(sulfur bath)：硫酐(sulphuric anhydride) 125g，加水溶解后沐浴。或用温泉(硫黄泉)浴。可治疗银屑病、疥疮。

(6)中药坐浴：如用百部 15g、苦参 15g、蛇床子 15g、明矾 6g，加水煎至 500ml，坐浴，可治疗外阴、肛门瘙痒症及外阴黏膜白斑。

3. 冷湿敷（cold wet dressings）　常用的开放性冷湿敷可选用生理盐水、1:10～40 Burow 溶液或其他含消毒剂、收敛剂的溶液等。将 6～8 层纱布，以药物浸湿后持续敷于患处，时时加药液，使保持湿润，勿使干燥。具有消炎、止痒、镇痛、消肿、清洁、减少渗液，以及所选药物本身的作用。适用于急性炎症、红肿较剧者，有多量渗液的损害。所谓封闭性湿敷，即在湿敷纱布外加覆一层塑料薄膜，以防药液蒸发过快，可减少更换次数。在湿敷过程中，应注意避免受凉，久用易浸渍，防止药物吸收中毒。

4. 蒸发罨包　用约 3.3cm 厚的整块脱脂棉按损害大小做成棉垫，浸入加热或煮沸的药液内，取出拧至不滴水为度。先用手背试其温度，如能耐受，然后贴敷于皮损上，外加带小孔的油纸或塑料薄膜，并以绷带包扎，每 2～3 小时换 1 次。具有热敷和冷湿敷，开放与封闭性湿敷的特点。

(二)酊剂(tinctures)

系药物的乙醇溶液或不同浓度的乙醇浸出液。具有消毒杀菌、止痒清凉作用。用法为局部涂布，每日 2 次。

(三)醑剂(spirit)

系挥发性物质的乙醇溶液。用法为局部涂布，每日 2 次。

（四）粉剂（powders）

粉剂是由一种或多种干燥粉末状药物均匀混合而成。常用氧化锌、滑石粉、炉甘石等矿物性粉末及淀粉类植物性粉末。硬脂酸锌、硬脂酸镁、皂土、二氧化硅及二氧化钛等亦可作撒布粉（或掺入粉剂、振荡剂中）。植物性粉剂吸水作用较强，但易霉变结块，而矿物粉剂则较稳定。

处方举例：樟脑   1.5g

          薄荷   0.25g

          氧化锌与滑石粉等量   加至   100g

作用：保护、干燥、消炎、止痒及凉爽。

适应证：急性皮肤炎症而无渗液的情况。

用法：用纱布包扎后扑撒或将粉装在有孔的盒中撒布，每日应用 4 次以上。如带状疱疹，可用粉剂厚包，即用粉剂厚厚地撒于皮损上，覆以纱布，外加多头腹带包扎，其作用较持久，每日 1 次即可。

（五）洗剂（lotions）

以不溶解的粉剂混入水中而成，一般含粉剂的比例为 20%～40%，用时需要摇匀，所以又称摇荡剂。

处方举例：氧化锌　　　　　　　　20g

　　　　　滑石粉　　　　　　　　20g

　　　　　甘油　　　　　　　　　5ml

　　　　　蒸馏水　加至　　　　　100ml

作用：与粉剂相似，但凉爽、散热作用较强。

适应证：同粉剂。

用法：摇匀后用毛刷轻涂患处，每日 4 次以上。

现在有许多洗剂由于加有混悬剂或表面活性剂而使之保持不同持久程度的混悬性，因此可作为其他药物的赋形剂。如 Neutrogena 赋形剂中含有 47.5％乙醇，4％异丙醇、丙二醇、laureth-4，多种药物可在其中溶解并保持稳定 3 个月以上。这些药物包括盐酸克林霉素、红霉素及硬脂酸酯、樟脑、薄荷脑、氢化可的松、煤焦油溶液及某些皮质类固醇。

（六）乳剂（emulsions）

乳剂是油和水经乳化而成。乳剂有两种类型：一种是水包油（O/W）型的半固体，称为乳膏（creams），其中包括凝胶（gels）；另一种是油包水（W/O）型。从目前流行发展的趋势，乳剂已很难以一种独立的剂型名称存在了，它除还保持其中乳膏的名称外几乎都成软膏剂了，有人甚至把乳膏混同于软膏中。

作用：有保护和滋润皮肤的作用，是当前广泛应用的一种赋形剂。

适应证:水包油剂型应用范围较广,对亚急性、急性及慢性皮炎或其他损害均可应用,但糜烂、渗液多者不宜应用,其作用不如油包水型深入。油包水型应用范围与软膏相似。

用法:每日涂布 2 次。为加强皮质类固醇激素乳膏的作用,可在涂布后外加塑料薄膜封包,或在乳膏中可加入 10%～20%尿素或其他促进渗透剂,以促进药物的透入。

1. 乳膏(creams)

(1)水包油及水可洗的乳膏,易于洗去,能吸收水分但又不溶于其水中。

亲水性软膏(hydrophilic ointments),USP 亲水性软膏含对羟基苯甲酸甲酯 0.025g、对羧基苯甲酸丙酯 0.015g、硫酸月桂钠 1g、十八醇 25g、白凡士林 25g、丙二醇 40g、硬脂酸酯 5g,加水制成 100ml。其中聚乙二醇-40、硬脂酸酯为乳化剂和湿润剂,十八醇为稳定剂,对羟基苯甲酸酯类为防腐剂。该软膏对水溶性药物来说是一种优良的赋形剂。亲水性软膏用封包形式应用可产生刺激性皮炎,激发剂是硫酸月桂酯钠。

(2)凝胶(gel),是一种透明、无色的半固体乳剂。由水、丙酮、乙醇,或有机聚合物的丙二醇凝胶(如琼脂、明胶、甲基纤维素、果胶)和聚乙二醇配制而成。凝胶涂在皮肤上就液化,进而干燥形成一层薄薄的、非油脂性、非封闭性、无色的薄膜。

2. 油包水型　详见"（七）软膏"

（七）软膏（onitments）

软膏是将药物加入软膏基质中而成。软膏基质中有凡士林、猪油、羊毛脂等惰性基质或连续性油包水型乳剂。

处方举例:氧化锌　　　　　　　　10g

　　　　凡士林　　加到　　　　100g

作用:润肤、保护、软化附着物、作用较深入。

适应证:慢性皮肤炎症、脓疱、结痂、角化性皮肤病及慢性溃疡等。

用法:一般可薄涂于患处,每日 2 次。如用敷料包扎,每日 1 次即可,包扎后既可增进药物的作用,又可避免污染衣物。

软膏可分为以下 4 种类型。

1. 水溶性软膏（water-soluble ointments）（聚乙二醇）（碳素蜡）　它完全溶于水,可以用水洗去。可用作润滑剂或水溶性基质。

2. 可乳化软膏（emulsifiable ointments）

（1）W/O 吸收性软膏（water-in-oil absorbent oint-ments）　不溶于水,难以洗去,但可吸收相当水分。含水羊毛脂、无水羊毛脂及 USP 冷霜等,均为此类软膏的基质。

（2）吸收性软膏（absorent ointments）　由油和乳化剂组成,但不含水,这种基质成为吸收性软膏,它不溶于水,难以清洗,但能吸收水分而变为油包水乳剂。USP 亲水性凡士林（胆固醇 3g,十八醇 3g,白蜡 8g,加白凡士林制成 100g）、市售的优塞林（Eucerin）、妮维亚（Nivea）油及霜等,均为此类软膏基质。

3. **防水性软膏**（water-repellent ointments）　由惰性油组成。不溶于水,难以洗去,不会干缩及持久不变化。凡士林、液状石蜡为此类软膏基质。

4. **聚硅酮软膏**（silicone ointments）　是优良的防水剂,因为它们具有极低的表面张力,并能渗入皮肤的裂隙而形成塑料样屏障。再则,它们无毒性,惰性,稳定及防水作用,可用作防水的屏障霜,但不能防护溶剂、油或灰尘。硅酮制剂可制成喷雾剂、液体、软膏和霜剂。

（八）糊剂（paste）

糊剂由等量粉剂与软膏基质混合而成。通常用凡士林作为基质。

处方举例：氧化锌　　　　　　　　　　25g

滑石粉　　　　　　　　　　25g

凡士林　　　加至　　　　　100g

作用:除有润肤、保护及软化附着物作用外,尚可吸收少量水分、散热及消炎作用。

适应证:亚急性炎症,并伴有少许渗液、糜烂。

用法:可用压舌板局部涂布,一般应稍厚,涂后以敷料包扎。亦可用压舌板将糊剂先涂在纱布上再贴在损害部位上。如天气太热,可于涂糊剂后,于其上撒布粉剂即可。如欲除去药物,可用植物油清洗。多毛处一般不宜用糊剂。

(九) 搽剂(liniments)

一般为油溶液、乙醇溶液及乳浊液。油溶液系将药物溶于油中制成,如樟脑搽剂,与油剂相同;醇溶液系将药物溶于乙醇中制成,但其中仍有混悬药物存在;乳浊液系按其药品性质,加用适当乳化剂而成,如炉甘石搽剂以炉甘石、氧化锌,以及花生油加石灰水乳化而成。

(十)油剂(oils)

系药物混于或溶于油液中而成。如40%锌氧油。有润肤消炎和除痂作用。适用于亚急性皮肤炎症。用法为每日涂布2次。

(十一)硬膏(plasters)与膏药

系将药物加入橡胶或嫩松香等黏性物质中而成。如肤疾宁及红膏药等。其作用深入持久,应用方便。用于疖、痈、慢性溃疡、冻疮、神经性皮炎及银屑病等。用法为每日或 2~3 日贴换一次。

(十二)涂膜剂(films)

系由某些成膜剂(如玉米蛋白、明胶、聚乙烯醇、甲基纤维素等)溶于易挥发性溶剂中而成。涂布后局部遗一层薄膜,可持续黏附皮肤上,作用深入持久。每日或数日涂一次即可。

(十三)气雾剂(aerosols)

系将药物和抛射剂[如氟利昂(freon)]装入高压容器中,掀动阀门,药物以雾状喷出。可用于治疗局限性神经性皮炎、慢性湿疹、痒疹,以及保护创面、止血等。

三、长海医院皮肤科外用药协定处方

1. 3%硼酸溶液

用作湿敷以治疗急性湿疹皮炎。

2. 止痒溶液

樟脑	1g
麝香草酚	1g
40%乙醇　　加至	100ml

涂布治疗瘙痒症。

3. 复方硫酸铜溶液

水杨酸	5.5g
硫酸铜	0.3g
50%乙醇　　加至	100ml

治疗体癣等。

4. 卡氏涂剂

碱性复红(乙醇饱和液)	10g
硼酸	1g
丙酮	5g
雷琐辛	10g
5%石炭酸水溶液　　加至	100ml

治疗趾间浸渍型足癣、体癣、擦烂红斑或结节性痒疹。

5. 复方水杨酸溶液(现称复方苯甲酸醇溶液)

	弱	强
水杨酸	3g	6g
苯甲酸	6g	12g
70%乙醇　　加至	100ml	100ml

治疗足癣、手癣、甲癣。

6. 冻疮溶液

鱼石脂	10g
樟脑	5g
秘鲁香胶	5g

75％乙醇　　加至　　　　　　100ml

治疗冻疮。

7. 纯醋酸

治疗甲癣。

8. 5％福尔马林溶液

治疗腋臭症、手足多汗症。

9. 1％甲紫溶液

10. 单宁酸止痒溶液

单宁酸　　　　　　　　　　　2g

止痒溶液　　加至　　　　　　100ml

治疗痱子。

11. 脂溢酊（现称复方氯霉素醇溶液）

氯霉素　　　　　　　　　　　1g

水杨酸　　　　　　　　　　　2g

75％乙醇　　加至　　　　　　100ml

治疗脂溢性皮炎、头皮屑。

12. 白色洗剂

硫酸锌　　　　　　　　　　　5g

硫化钾　　　　　　　　　　　5g

蒸馏水　　加至　　　　　　　100ml

治疗寻常痤疮。

13. 15％补骨脂酊

治疗白癜风，局部涂药时要晒太阳或照紫外线。

14. 止痒扑粉

樟脑	5g
薄荷脑	0.5g
氧化锌、滑石粉　　等量加至	100g

治疗急性湿疹、皮炎而无渗液无糜烂者。

15. 足粉

水杨酸	5g
硼酸	10g
氧化锌	20g
滑石粉　　加至	100g

治疗足癣。

16. 腋臭粉

氧化镁	10g
淀粉	1.7g
苏打粉	32g
薰衣草油	0.3g
滑石粉　　加至	100g

治疗腋臭症。

17. 摇荡剂

氧化锌	20g
滑石粉	20g
蒸馏水　　加至	100ml

治疗急性湿疹、皮炎而无渗液无糜烂者。

18. 止痒摇荡剂

薄荷脑	0.2g
石炭酸	1g
摇荡剂 加至	100g

治疗急性湿疹、皮炎而无渗液、无糜烂者。

19. 锌氧软膏

氧化锌	10g
凡士林 加至	100g

治疗湿疹、皮炎、银屑病。

20. 止痒锌氧软膏

樟脑	3g
薄荷脑	0.5g
石炭酸	1g
锌氧软膏 加至	100g

治疗湿疹、皮炎,银屑病。

21. 复方水杨酸软膏

	弱	强
水杨酸	3g	6g
苯甲酸	6g	12g
凡士林 加至	100g	100g

治疗手癣、足癣。

22. 5%～10%硫黄煤焦油软膏

	弱	强

石炭酸	1g	1g
樟脑	1g	1g
硫黄	5g	10g
煤焦油	5g	10g

治疗疥疮、银屑病。

23. 2%、5%～10%水杨酸软膏

2%水杨酸软膏用于治疗红皮病型银屑病。

5%～10%水杨酸软膏治疗手癣、足癣。

24. 1:5000～10 000 芥子气软膏

治疗银屑病。

25. 2%氯霉素小檗碱软膏

治疗脓疱病、脓皮病、慢性溃疡。

26. 锌氧糊剂

氧化锌	25g
滑石粉	25g
凡士林　　加至	100g

治疗亚急性湿疹。

27. 止痒锌氧糊剂

石炭酸	1g
樟脑	3g
锌氧糊剂　　加至	100g

治疗亚急性湿疹。

28. 甲紫止痒糊剂

甲紫	0.1g
止痒锌氧糊剂　　加至	100g

治疗亚急性湿疹伴感染者。

29. 苯海拉明乳膏

苯海拉明	1g
乳膏基质　　加至	100g

30. 制霉菌素 0.1% 地塞米松乳膏（每克含制霉菌素 15 万 U）

治疗癣病（尤以对复方抗真菌制剂耐药者）与皮肤念珠菌病。

31. 尿素乳膏

尿素	20g
霜剂基质　　加至	100g

治疗鱼鳞病、干皮病。

32. 5% 硫黄乳膏

治疗疥疮。

33. 3% 氢醌乳膏

治疗黄褐斑。

34. 1% 硝酸益康唑乳膏

治疗癣病。

35. 0.1% 醋酸地塞米松乳膏（宁肤霜）

治疗湿疹皮炎等。

36. 氯地乳膏（洁肤乳膏）

治疗湿疹皮炎尤以有轻度感染者。

37. 0.1%倍他米松乳膏

治疗同地塞米松乳膏。

38. 复方酮康唑乳膏

丙酸氯倍他索	0.01g
酮康唑	1g
乳膏基质　　加至	100g

治疗湿疹皮炎、银屑病、癣病。

39. 粉刺乳膏

维 A 酸	0.1%
甲硝唑	1.0%
地塞米松	0.1%
氯霉素	0.5%

治疗寻常痤疮。

40. 1%甲硝唑乳膏

治疗酒渣鼻、红色痤疮。

41. 1:20 000 氮芥乙醇

治疗银屑病、白癜风。

42. 复方水杨酸粉

水杨酸	80g
石炭酸	20g

加水适量使成糊状。

用于封包治疗胼胝、鸡眼。

43. 33％三氯醋酸溶液

治疗睑黄瘤、脂溢性角化和化脓性肉芽肿。

44. 林丹乳膏 1％ Lindane cream（gamma-666）

治疗疥疮、虱病。

45. 甲癣涂膜

水杨酸		10g
苯甲酸		10g
乳酸		10g
涂膜基质	加至	100g

治疗甲癣

46. 复柳涂膜

水杨酸		6g
苯甲酸		12g
涂膜基质	加至	100g

47. 涂膜基质

硝化棉	100g
醋酸丁酯	300g
甲苯	300g
丙酮	1100ml

用于配药。

中　篇

中医药在皮肤科的应用

　　皮肤病属于中医外科范畴,也有不少皮肤病还散见于中医内科及其他学科中。皮肤病的辨证涉及八纲辨证、脏腑辨证、卫气营血辨证、气血辨证和病因辨证。就皮肤病的皮肤症状和体征来说,尤与病因辨证和气血辨证相关。

　　我国传统医学强调辨证论治,在中医学宝库如明、清代的古籍中,即有辨病论治的记载。在医学科学高度发展的今天,我们对许多疾病已有比较系统的认识,因此在应用辨证论治的同时,也可以结合辨病论治。中医是我国的传统医学,为了更好地发展我国医学,中西医结合是必走之路。

第四章

皮肤症状的中医辨证

一、自觉症状

(一)瘙痒

皮肤瘙痒,不论有无原发皮疹,大部分属风证,"风者善行而数变"(《素问·风论篇》);有人认为"湿多其疮痛痒",有时把痒辨为热证,亦可辨为血虚及血燥。

1. 风痒　表现为痒无定处,流窜不定,遍身作痒。因风性上行,故尤以头面为多,皮损呈干性。

2. 热痒　特点为皮疹色红、肿胀、焮热作痒,遇热加重,痒痛相间。

3. 湿痒　特点为丘疹、水疱、糜烂、渗液、浸淫成片,缠绵难愈;其因为湿性趋下,故以会阴、下肢多见。

4. 血虚痒　表现为皮肤干燥、脱屑、瘙痒,日轻夜重。

(二)疼痛

寒性凝滞,使气血运行不畅而发生疼痛,故可辨为寒证;"湿多其疮痛痒",故亦有辨为湿证;"热甚则痛",辨为热证;或为气血壅滞、阻塞不畅,气滞之疼多无定处,血瘀之痛多固定一处。

1. 风痛　特点为痛处不定,发生急快,游走迅速。

2. 寒痛　痛而畏冷,皮温不高,得热则减,温药热敷则痛缓。

3. 热痛　痛而灼热,皮色鲜红,得冷则减,凉药冷敷则痛缓。

(三)麻木

为气血不运或毒邪炽盛,致经脉阻塞而成;谓之气虚则麻,血虚则木;麻为木之轻,木为麻之甚;亦可辨风证。

(四)灼热

烧灼感系皮肤表现出一种烫热的主观感觉,又称灼热,可单独出现,也可瘙痒与疼痛同时出现,如灼痒或灼痛。中医认为,灼热多属热毒或火邪所致。

二、客观症状

(一)皮疹性质

1. 斑疹　斑疹是局限性皮肤颜色改变,既不高起,也不凹下,可见而不可触知的皮损,一般分为红斑和瘀斑。

（1）红斑：一般辨为热证；有时可辨为血热，如银屑病、玫瑰糠疹、药疹等，其红斑可按血热辨证；有时鲜红色红斑为热证，暗红色红斑则为热重，为毒、为火，但这些常伴身热、口渴、便秘、尿赤、苔黄、脉数等症状。有时暗红色斑也辨为寒证，如寒冷型多形红斑，常在寒冷季节发病。

（2）瘀斑：为血热或血瘀。其虚证为脾不统血或气血两虚。

2. 丘疹　指高起于皮面的局限性实质性损害，其直径一般小于 1cm，病变常位于表皮或真皮浅层。《素问·生气通天论》认为某些丘疹性皮肤病系湿邪所致；有学者认为疣多由风邪所致；毛囊角化性丘疹为燥。

3. 水疱　为高出皮面的内含液体的局限性腔隙性损害。直径小于 0.5cm 者称为小疱，大于 0.5cm 者称为大疱。水疱及大疱均属湿证。

4. 脓疱　为含有脓液的疱。多由化脓性细菌感染所致，疱周有红晕，如脓疱；少数为非细菌性脓疱，如脓疱性银屑病。中医学认为，其多由湿热或毒热炽盛所致，谓之热盛成毒。"黄赤为热"（《素问·举痛论》），故脓疱为热证。

5. 风团　为真皮浅层水肿引起的暂时性局限性隆起性损害。其特点是发生突然，伴有瘙痒。皮疹消退快（一般不超过 24 小时），消退后不留痕迹。中医学认为，风团多为风证,一般分风寒及风热证,但慢性者多属血虚生风。

6. 结节或肿块(或条状硬索)　为可触及的圆形或类圆形局限性实质性损害,病变可深达真皮或皮下组织。多属气滞血瘀或寒凝痰聚。痛者多属血瘀,不痛者多为痰凝。

7. 水肿　"湿胜则濡泻,甚则水闭胕肿"(《素问·六元正纪大论》),故水肿为湿甚。

8. 鳞屑或皮肤干燥　鳞屑系指脱落或即将脱落的角质层,表现为大小、厚薄及形态不一的干燥碎片。中医学认为,鳞屑发生于急性病之后,多属余热未清。当慢性病时,皮损基底潮红而起干燥鳞屑者为血热风燥;基底色淡而皮屑多者,为血虚风燥;鳞屑油腻多属湿热。亦有辨为肾虚,如对先天性鱼鳞病,有人按"肾为先天之本",以补肾治之。

9. 皲裂或角化过度　指皮肤的线条状裂口。多因皮肤慢性炎症、角化过度,皮肤失去弹性,加之外力牵拉等作用致使皮肤开裂;常发生于手掌、足跟、肛周及口角等处。中医学认为皲裂多属寒盛所致,也可由血虚风燥引起,谓之"燥盛则干,寒盛则裂",为燥证。

10. 痂　指皮损表面的浆液、脓液、血液及脱落组织等干涸而成的附着物。由浆液形成的痂,呈淡黄色,较薄,多见于皮炎湿疹的糜烂面;由脓液形成的痂,呈黄绿色或蜜黄色,较厚,多见于脓疱疮;由血液形成痂,呈棕黑色,见于出血性皮损。浆痂属湿热;血痂多为血热;脓痂常为毒热结聚。

11. 糜烂　指皮肤表皮或黏膜上皮的缺损,露出红色湿润面。首先应辨阴阳。来势急暴、红肿疼痛、分泌物黄色黏稠、肉芽鲜红者属阳。来势缓慢、漫肿色白、不痛、浓液白而稀薄、肉芽不新鲜者属阴。阳证多由热毒所致,阴证多为气血两虚所致。

12. 苔藓化或皮肤肥厚　指皮肤局限性浸润肥厚,粗糙变硬,干燥脱屑,皮沟加深,皮嵴突起等类似革样的表现。多属血虚风燥,或为气滞血瘀。

13. 萎缩　指皮肤组织的一种退行性变所致的皮肤变薄。萎缩可发生于表皮、真皮或皮下组织。中医学认为,萎缩为气血不足或中气下陷。

14. 毛发脱落　根据"发为血之余"的经典理论,脱发为血虚。

(二)皮损颜色

1. 红色　基本与红斑相同。

2. 色素沉着　为气血不和,肝肾阴虚或肝郁气滞。

3. 色素减退　为气血不和或肝肾阴虚。

4. 疹色苍白　为寒证。

(三)发疹部位

1. 面部某些皮肤病　"面肿曰风"(《素问·平人气象论》),故有面部水肿者属风证;"伤于风者,上先受之"(《素问·太阴阳明论》),故面部一些皮肤病,如接触性皮炎、植物日光性皮炎(风毒病)等属风证。

2. 某些下部皮肤病　"伤于湿者,下先受之"(《素问·太阴阳明论》),说明湿性重、向下,故外阴肛门瘙痒症、女阴炎、阴囊皮炎被认为湿热下注。

3. 皮损长期固定于某些部位　为湿证,如慢性湿疹;或为气滞血瘀,或为痰凝,如某些结节性皮肤病。

4. 口腔、外阴同时受累的皮肤病　如白塞病的眼、口、外生殖器的损害分布具有足厥阴肝经走向之特点,结合目赤、病程慢性、低热等,可辨为肝肾阴虚。

进行辨证时,应当根据皮肤病患者的皮肤主观和客观症状,结合患者其他有关表现,找出患者的一个或两个主要证候,把几种辨证方法综合应用,得出正确的辨证,以便进行相应的论治。

第五章

皮肤病常见证候的辨证论治

一、风　证

"风为百病之长"，许多皮肤病都与风邪有密切的联系。

（一）临床表现

瘙痒、风团、皮肤干燥、鳞屑。

1. 风善行多变　表现为皮肤瘙痒，走窜无定。如湿疹、皮炎、瘙痒症等多种瘙痒性皮肤病，或突然水肿，或为风团，如荨麻疹。可选用祛风药。

2. 风可与热、寒、湿结合　风热之病如风热型荨麻疹，治宜搜风清热；风寒之病如风寒型荨麻疹，治宜祛风散寒；风湿之病如湿疹、接触性皮炎，治宜祛风渗湿。

3. 风易化燥，伤血伤阴　表现为干燥而较多的鳞屑、瘙痒。如银屑病，治宜养血消风。

4. 风性轻扬，火性炎上，故易致上部病变　如面部丹毒、风毒病(植物日光皮炎)皆发于面部,为风热之证。宜清热祛风解毒,可用普济消毒饮。

(二)常用药物

1. 祛风药 荆芥(消炎、调节免疫,治神经性皮炎、鼻炎、面部糖皮质激素依赖性皮炎);防风(抑制肥大细胞脱颗粒、调节免疫,治过敏性鼻炎);白芷(解表散寒,祛风止痛,宣通鼻窍,燥湿止带,消肿排脓。抗炎、抑制皮脂腺分泌、抑制酪氨酸酶活性、光敏性,治痤疮、色素沉着、白癜风)(以上为辛温解表药);露蜂房(消肿散结、攻毒杀虫。抗炎、调节免疫,治疔疮、疥疮)。

2. 散风寒药 麻黄(宣肺平喘、发汗解表、消肿利水。抗过敏、调节免疫,治荨麻疹、哮喘);羌活(辛散祛风。抗炎、增强免疫、改善血液流变,治外阴瘙痒、白癜风)。

3. 散风热药 薄荷(利咽透疹、疏散风热。抗炎、抗氧化、扩张皮肤血管,治隐疹);牛蒡子(疏散风热、祛痰止咳、解毒透疹、利咽消肿。抗炎、抗病毒,治风热疮疹,去皮肤风,消斑疹毒);蝉蜕(疏散风热、利咽透疹。解热抗炎、改善血液流变,治皮肤风热,治风疹块,痘疹作痒);浮萍(宣散风热、透疹止痒。抗氧化、抗过敏,治风热隐疹、肌肤瘙痒);槐花(含维生素 P,清热解毒,祛风利湿。解热抗炎、抗氧化、舒张血管,治银屑病、过敏性紫癜)。

4. 祛风湿药 苍术(燥湿健脾、祛风散寒。抗缺氧、抗炎,治过敏性荨麻疹);独活(祛风胜湿。抗炎、抗氧化,治类风湿关节炎、骨质疏松症);五加皮(散风祛湿,利水消肿,益肝肾壮筋骨。抗应激、增强免疫,妇女阴部瘙痒);苍耳(散风寒、通鼻窍、祛风湿。抗过敏、免疫抑制、抗炎,治皮肤痒疹、风疮);桂枝(温经通阳。抗炎、抗过敏、扩张皮肤血管,治荨麻疹、硬皮病、白癜风);羌活(散风寒,除湿。抗炎、免疫抑制,治白癜风、阴道炎)。

5. 平肝息风药 白僵蚕(祛风解痉、化痰散结。抗凝、抗氧化,治风疮、隐疹);全蝎(息风止痉、攻毒散结、通络止痛。抗炎、抗氧化、调节免疫,治诸风隐疹)。

二、湿证

(一)临床表现

水疱、糜烂、渗液、肿胀。

1. 湿常与风、热等结合 如湿疹、皮炎、脓疱病等。治宜健脾燥湿或利湿清热。

2. 湿性重,向下 故外阴、肛门瘙痒症及湿疹、阴炎、阴囊皮炎,常认为系湿热下注,用龙胆泻肝汤治之。

(二)常用药物

1. 利水渗湿药 茯苓(健脾补中、宁心安神。抗炎、调节免疫,治皮肤瘙痒、色素沉着);猪苓(利水渗湿。抗炎、免疫调节、抗氧化、促进头发生长,治荨麻疹、银屑病);泽泻(利水渗湿,泄热,化浊降脂。抗炎、抗氧化,治变态反应性疾病);车前子(清热利尿、渗湿止渴、明目祛痰。抗炎、抗氧化、调节免疫,治肾衰竭、高尿酸血症);滑石(利尿通淋、清热解暑。外用祛湿敛疮);薏苡仁(清热排脓。抗炎、抗病毒、免疫调节,治感染性皮肤病、皮炎、湿疹)。

2. 清湿热药 地肤子(清热利湿、祛风止痒。抗病原微生物、抗过敏、抗炎,治皮肤瘙痒、尿路感染、扁平疣、荨麻疹);茵陈蒿(清热、利湿、退黄。抗炎、调节免疫,治下焦湿热、瘙痒、湿疮流水);冬瓜子(清热化痰、排脓利湿。抗氧化、抗炎,治皮肤风、梅毒);土茯苓(除湿,广谱抗菌作用,抗肿瘤,保肝,治银屑病,复发性口疮);汉防己(抗炎、抗过敏、抗癌)。

3. 燥湿健脾 苍术(抑制胃酸分泌,促进胃肠运动,降血糖,抗菌抗炎等);厚朴(燥湿消痰,抗炎镇痛,抗病原微生物,抗氧化,抗肿瘤细胞增殖,改善胃肠运动);藿香(抗菌抗病毒,杀寄生虫,抗炎镇痛,抗过敏反应等)。

祛风湿药:见风证。

三、热证

(一)临床表现

红斑、红色丘疹、脓疱脓痂、皮肤红肿灼热。如急性湿疹皮炎、急性银屑病、脓疱病、疖、丹毒、带状疱疹（肝火妄动）。治宜清热、泻火。

（二）常用药物

1. 清热解毒药　金银花（广谱抗菌作用）；连翘（广谱抗菌作用，消痈散结，治过敏性紫癜、护肝、抗感染、抗炎）；大青叶或板蓝根（广谱抗菌及抗病毒作用，凉血化斑，治丹毒、口疮）；青黛（凉血消斑，治银屑病）；紫花地丁（广谱抗菌及抗病毒作用，抗炎，消痈肿）；蒲公英（广谱抗菌及抗病毒作用，抗炎，抗氧化，消痈散结）；白鲜皮（抗炎，除湿祛风止痒）；白蔹（抑菌，促伤口愈合，消痈肿、治面上疱疮）；升麻（抗炎、抗过敏及抗病毒，配石膏、黄连治口舌生疮）；白花蛇舌草（活血祛瘀、利水、抗感染、增强细胞免疫及增强肾皮质作用，用于治疗丘疹、结节、脓疱性痤疮，湿疹）；野菊花（治结核病、感冒、慢性盆腔炎、宫颈糜烂、流行性腮腺炎、丹毒、肝炎、皮肤及软组织感染）。

2. 清热燥湿药　黄芩（止血，治风热、湿热；广谱抗菌及抗病毒作用；护肝，抗炎，抗过敏，抑制过敏介质释放，抑制白三烯合成，增强吞噬细胞功能等）；黄连（广谱抗菌及抗病毒作用；抗炎，抗溃疡，促进吞噬作用，促 ACTH 释放等；治口舌生疮，祛风湿）；黄柏（抗金黄色葡萄球菌和表皮葡萄球菌作用，抑制迟发型超敏反应，抑制细胞免疫）；龙胆草（清肝胆湿热，除下焦湿热之肿。抗炎解热止痛,抑制抗体生成,抗病毒,降压,利尿,可治带状疱疹等病毒性皮肤病,湿疹等变态反应性皮肤病,丹毒,足癣等);苦参(广谱抗菌作用,抗过敏,抗炎,抗病原微生物,促白细胞增殖吞噬,治湿疹、银屑病、荨麻疹、老年性皮肤瘙痒、带状疱疹以及皮肤肿瘤等)。

3. **清热泻火药**　石膏(有减少血管通透性作用,解热,抗菌,调节血糖等作用。可治外感发热,妇科炎症,压疮,银屑病,紫癜等);知母(滋阴润燥,除烦止渴。有抗血栓形成,降糖调脂,抗肿瘤,改善组织炎症反应等作用。可缓解关节及软组织的肿胀及炎症,治疗皮肤浅部真菌病及慢性炎症性皮肤病等);栀子(泄热利湿,凉血解毒。有广谱抗菌作用,可抗炎,抗氧化,抗肿瘤,解热镇痛,防护辐射等。可治紫癜,疮疡,皮肤瘙痒症等);竹叶(抗氧化,抗菌消炎,降压降脂,抗疲劳等,可治口舌生疮);谷精草(疏散风热,有抗菌抗氧化的作用,保护神经细胞损伤,抑制肿瘤细胞增殖,可治皮肤浅部真菌病等);青葙子(清肝凉血,有保肝,抗菌,抗肿瘤,调节免疫等作用,可治口腔溃疡,皮肤瘙痒症,淋病等)。

附:大黄　为攻下药,能泻火凉血,活血化瘀。抗放射损伤,升白细胞,增强吞噬细胞吞噬作用,抑制细胞及体液免疫,具光毒效应。治传染性肝炎、系统性红斑狼疮、感染性疾病。

4. **清热凉血药**　犀角(泻火止血,抗炎,调控炎症反应,可治痤疮、银屑病、带状疱疹、过敏性紫癜等);水牛角(泻火止血,兴奋垂体-肾上腺皮质系统,抗炎作用。治过敏性紫癜、银屑病、传染性肝炎、红斑狼疮、痤疮、顽固性皮肤瘙痒、带状疱疹等);牛黄(促进吞噬细胞吞噬、抗炎,抗过敏,平喘,抑制白细胞移动。可治手足口病);鲜生地黄(止血、外润皮肤荣泽);玄参(滋阴、泻火、利咽解毒、解斑毒——尤指血热。升高白细胞,抗血小板聚集,抗炎,抗氧化。治湿疹、痤疮、荨麻疹、带状疱疹、过敏性紫癜等);牡丹皮(活血行瘀。促吞噬,抗炎,增强细胞及体液免疫,抑制补体活性,可治吐血、衄血、血热发疹等病);赤芍(凉血活血,消痈散结。广谱抗菌作用。治皮肤疮疖、过敏性紫癜、银屑病、扁平疣等);紫草(凉血活血,解毒透疹。有抗炎抗菌,抑制病毒复制,抑制肥大细胞活化等作用,可治玫瑰糠疹、过敏性紫癜、银屑病、扁平疣等病);地骨皮(凉血消炎祛风,可抑菌抗炎、抗过敏,调节免疫,解热镇痛等。治荨麻疹,皮肤瘙痒症,湿疹,银屑病,结节性红斑等)。

5. 和解退热药　柴胡(透表泄热,疏肝解郁。具有抗炎、抗感染、护肝、促进 ACTH 分泌、降低白细胞移行指数、抑制迟发型变态反应等作用。治扁平疣、痤疮、荨麻疹性血管炎等)。

四、寒证

(一)临床表现

皮疹色苍白、发绀,或为暗红色;患者温度低或疼痛;遇冷发病或症状加重,或每到寒冷季节发病;脉缓,面色苍白,喜热,畏寒等。

1. 白属寒　"多白则寒"(《素问·皮部论》):凡疹色苍白、面色苍白都属寒,如冷性荨麻疹的苍白色风团。

2. 寒性清冷　如血栓闭塞性脉管炎及雷诺现象患部肢端温度低;冷性荨麻疹遇冷发病,寒冷型多形红斑冬季发病,待天气转热则病情自行缓解。治宜祛寒温阳,如冬季型多形红斑可用桂枝麻黄各半汤加减(桂皮、麻黄、赤芍、制川乌、干姜、大枣、炙甘草)。

3. 寒性凝滞　寒邪能使气运行不畅而发生疼痛。如血栓闭塞性脉管炎的疼痛,治宜温经通络。

4. 疹色暗红或紫色为寒象　如冬季型多形红斑、雷诺现象等,但应结合其他症候辨证。

(二)常用药物

1. 散风寒药　麻黄(发汗解表、宣肺平喘。有利尿,抑制巨噬细胞吞噬,抗氧化,降低血黏度,抗病毒等作用。可治咳喘,急性肾炎,痹症,银屑病,荨麻疹,酒渣鼻等);

羌活(除湿止痛,透邪消痈。抗炎,抗氧化,抑制金黄色葡萄球菌生长,解热镇痛,抑制肿瘤细胞增殖。可治心律失常,皮肤真菌病等)。

2. 温中散寒药　干姜(温中散寒,温肺止咳。抗氧化,清除氧自由基,解热抗炎,抗菌,增强免疫,可治消化性溃疡、心力衰竭、脂溢性脱发等);吴茱萸(温中祛寒,止呕止痛。松弛血管,保护心肌,抗血栓形成,拮抗乙酰胆碱、5-羟色胺、组胺受体,抑制皮肤真菌生长);花椒(温中散寒,止痛杀虫。试管内对炭疽杆菌、溶血性链球菌、白喉杆菌、肺炎双球菌、金黄色葡萄球菌,以及铜绿假单胞菌等有较好抑制作用)。

3. 温肾回阳药　附子(温肾壮阳,回阳救逆,祛寒止痛。促进肾上腺皮质功能,抗炎,抑制气管平滑肌收缩,升高血浆 cAMP 的含量。治风湿性及类风湿关节炎、支气管哮喘等);肉桂(温肾壮阳、温脾祛寒,温经止痛。兴奋肾上腺皮质功能,调节胃肠功能,升高白细胞、血小板,抗放射损伤,促进抗体产生,抑制补体活性。治白细胞减少症、支气管哮喘等)。

五、血证

(一)血虚

血虚或谓血虚风燥,或谓血燥,就皮肤病的辨证角度是同一种含义,是由于血虚使皮肤毛发缺乏滋养所致。表现为皮肤变厚、苔藓化、干燥、皲裂、脱屑、发痒;或由血虚形成之脱发(如斑秃及脂溢性脱发)。治宜养血。

常用药物为补血药:当归(补血活血,调经止痛,润燥,滑肠。促吞噬、促细胞及体液免疫,抗过敏介质及抗炎作用。治荨麻疹、湿疹、瘙痒症、白癜风、血栓闭塞性脉管炎、硬皮病、斑秃、红斑性肢痛);熟地黄(改善血流变,利尿及抑制血糖作用);何首乌(补肝肾,养血祛风,涩精止遗。促进淋巴细胞转化,增加分泌型免疫球蛋白 A 及肾上腺皮质激素样作用。治荨麻疹、瘙痒症、慢性支气管炎、便秘及瘰疬疮肿);白芍(缓急止痛,抗炎,抗血栓,降血脂,抗口腔扁平苔藓);阿胶(滋阴补血,止血,安胎。促进淋巴细胞转化,增强骨髓造血功能,促血色素及红细胞升高,营养肌肉,改善钙质平衡,促进钙的吸收。治贫血、白细胞减少症、血小板减少性紫癜、荨麻疹、风疹及湿疹等)。

所谓"风胜则血燥",表现为皮肤干燥、鳞屑、瘙痒。说明风证与血虚之间的密切关系。前人有"治风先治血"的观点,临床上有应用四物汤补血以治疗荨麻疹的有效实例。

(二)血热

表现为红斑,或还伴有高热、出血、舌质红绛或紫暗。

如药疹、败血症、红皮病等。治宜凉血清热。常用药物详见热证。

(三)血瘀

表现为皮肤瘀斑、皮下血肿、结节,或伴疼痛拒按,舌质紫暗或有紫斑。如结节性红斑、疖、结节性痒疹、脉管炎。治宜活血化瘀。

常用药物为活血祛瘀药:川芎(活血止痛。增强骨髓造血功能、增强吞噬细胞功能、抗组胺、促 cAMP 升高。治疗慢性荨麻疹);三棱(抗炎止痛,降低全血黏度,抗血小板聚集,抗血管生成,治疗结节性痒疹等);莪术(升高白细胞及促进吞噬作用,抗菌抗病毒作用,抗肿瘤,延长移植皮片排斥,防治银屑病);丹参(有舒张末梢小血管作用,抗炎,促吞噬,促细胞及体液免疫,抗放射,增加 cAMP 等作用。治疗系统性红斑狼疮、硬皮病、结节红斑、感染性疾病);桃仁(抑制抗体产生,抗凝血,抗炎,降糖);红花(促进淋巴细胞转化,抑制血小板聚集及血栓形成,抗炎抗肿瘤);穿山甲(消肿排脓,增加白细胞,活血抗凝);当归(改善贫血,保肝,调节免疫,抗肿瘤,广谱抗菌作用);赤芍(对葡萄球菌有抑制作用,抗炎、抗溃疡、抗肿瘤。治疗过敏性及色素性紫癜、痤疮、银屑病等);牛膝(抑制过敏介质释放,抗组胺,促进蛋白合成,治风湿性关节炎、银屑病等);虎杖(祛风通络,泄热通便。促进白细胞增加,促进细胞免疫,具有光毒效应。治白细胞减少、血小板减少、银屑病、传染性肝炎、艾滋病等);茜草根(凉血止血,祛痰止咳。促进骨髓造血,升高白细胞,抗葡萄球菌作用,抗艾滋病病毒等)。

(四)出血(紫癜)

1. **血热妄行** 表现为紫癜、鼻衄、便血、尿血、发热、口渴、便秘、舌红等。如过敏性紫癜。治宜凉血止血。药物为生地黄(改善血管内皮功能,促血管生成,保护脑损伤,降糖调脂,抗电离辐射,抑制黑色素生成等。治慢性咽炎,干燥综合征,类风湿关节炎等)、赤芍、牡丹皮、紫草(凉血)、侧柏炭(收涩止血,保护血管内皮细胞,抗氧化,治疗各类出血性疾病)、大小蓟(止血,调节血管活性,抗氧化,调节免疫,有较强的抗金黄色葡萄球菌作用,可治疗皮肤感染性疾病)。

2. **气不摄血(脾不统血)** 表现为反复出血、乏力、头晕、食欲不振、面色苍白、舌质淡胖、脉虚细。如再生障碍性贫血、血小板减少性紫癜等。治宜补气、健脾、摄血。药物如黄芪(有提高机体免疫力,抗炎,抗病毒,促进伤口愈合,抗过敏介质释放等作用,可治疗皮肤化脓性感染,皮肤瘙痒症,特应性皮炎等)、党参(健脾益肺,养血生津。有保护神经细胞,降糖降脂,调节免疫反应并促进抗炎活性,促吞噬,广谱抗菌等作用)、白术(健脾益气,燥湿利水。抑制肿瘤细胞增殖,促吞噬,增强免疫功能,抑菌,抗氧化,保肝及保护胃肠道黏膜。可治慢性支气管炎,湿疹,掌跖脓疱病,过敏性皮炎等)、山药(补脾滋肾,生津益肺。调节免疫,促吞噬,抑制肿瘤细胞增殖,增强淋巴细胞增殖能力)、大枣、炙甘草(补气健脾)、熟地黄、当归(补血)、陈棕炭、血余炭(止血)。方如归脾汤加减。

风、湿、热、血证等常可相互结合,或其中一个或两个为主,有时还可有脏腑或其他证候,而构成各种皮肤病症状。

六、其他

(一)多汗(自汗)

属于气虚或阳虚。可用黄芪建中汤(黄芪、桂枝、杭芍、生姜、红枣、甘草);四君子汤(党参、云苓、白术、甘草);玉屏风散(黄芪、白术、防风);甘麦大枣汤(甘草、淮小麦、大枣)等。阳虚者加附子、肉桂。

(二)汗闭

肺燥伤阴,津液不足,以清燥润肺汤加减(人参、麦冬、川贝、杏仁、元参、阿胶、火麻仁、陈皮、桑叶、枇杷叶、甘草)治之。但应注意对引起汗闭的原发疾病的诊治。

局部皮肤闭汗症,如偏头不汗,按络脉痹阻,治以通窍活血,疏风通络,用通窍活血汤加减。方为川芎、赤芍、红花、地龙、僵蚕、菊花、葱白头、生姜、甘草、大枣、麝香，以白酒为引。此外，亦可用桂枝、麻黄、细辛、干姜、归尾、赤芍、川芎、三棱、莪术、甘草等温通活血的治法。

（三）麻木

为气血不运或毒邪炽盛，致经脉阻塞而成。

（四）疼痛

为气血壅滞，阻塞不通。有的为寒凝气滞或为热毒盛所致。

（五）条状硬索

为血瘀，络脉受阻如脉管炎。可用桃仁、红花、丝瓜络等。此外，还应结合其他证候辨证，如有湿热，还应清热利湿。

（六）色素沉着

为气血不和或肾虚。

（七）色素减退

如白癜风为肝气郁结或肾虚，宜滋补肝肾，可用白蒺藜、补骨脂、菟丝子、白芷等。该等药物还都具有增强紫外线作用。

（八）痈疽

痈疽是痈疽脓疡的总称。一般根据来势急促，有红肿疼痛的属阳，概称为痈。若来势缓慢，漫肿色白，坚硬不痛的属阴，概称为疽。与坏死、溃疡一样，应辨阴阳（见下表）。阳证痈疽初起宜用清凉消散之法，若见表证寒热，当先解表；若见时便秘，当兼通便；若脓已成，当用溃

阳证阴证鉴别表

项目		阳证	阴证
发病缓急		急性发作	慢性发作
病位深浅		发于皮肉浅表	发于筋骨深里
局部症状	颜色	鲜红	紫暗或皮色不变
	温度	灼热	不热或微热
	肿形	肿胀高起	肿胀平塌
	范围	肿胀局限	肿热不局限
	疼痛	比较剧烈	不痛、隐痛、酸痛或抽痛
	脓液	稠厚	稀薄
全身症状		初起常伴寒热、口渴、食欲缺乏、大便秘结、小便短赤、溃后渐次消失	初起一般无明显症状，酿脓期常有潮热、颧红或面色㿠白、自汗、盗汗等。溃后尤甚
病程长短		较短	较长
预后		易消、易溃、易敛、预后较好	难消、难溃、难敛、预后较差

坚透脓；如阳证坏死、溃疡有明显热证者，仍宜清热解毒。阴证痈疡初起宜用温散之法，若体虚者，要适当配以补益之品。痈疡溃破之后，脓汁清稀，或为坏死、溃疡，不易敛口者，皆宜大补气血，如用八珍汤。

七、常用补益药

（一）黄芪

补气升阳，益卫固表，托疮生肌，利水消肿。升高白细胞，升高人血浆 cAMP 含量，加强抗体和干扰素作用，促吞噬，促进淋巴细胞转化及抗炎作用。治疗白细胞减少症、哮喘、肾炎、乙肝及感染等。

（二）人参

大补元气，固脱，生津，益智安神。增强机体对有害因素（包括感染）的适应力，兴奋垂体，增强骨髓造血功能，促吞噬、促细胞及体液免疫，抗过敏。治疗休克、虚脱、各种感染性疾病呈虚证表现者、白细胞减少、溶血性贫血、血小板减少症。人参醇浸液可治湿疹。

（三）党参

补中益气。增强骨髓造血功能，抗炎，促吞噬，促细胞及体液免疫。治疗银屑病、白细胞减少。

（四）白术

益气健脾、燥湿止泻，固表止汗。抗炎、促吞噬、增强细胞及体液免疫，抗肿瘤，护肝作用。治疗食管癌、慢性过敏性结肠炎、风湿病等。

（五）甘草

补脾益气，清热解毒，调肺止咳，调和诸药。兴奋垂体-肾上腺功能，抗炎，促吞噬，促细胞及体液免疫，抑制毛细血管通透性。治疗紫癜、哮喘、多种皮肤病，如接触性皮炎、湿疹、银屑病、血栓闭塞性脉管炎、结节性红斑、荨麻疹等。

（六）山药

健脾补肺、固肾益精。增强白细胞吞噬功能，促过敏介质释放。治疗慢性气管炎、肺结核、泌尿系统感染及妇科感染等。作者曾用山药注射液静滴治疗湿疹，在消退皮疹与止痒方面有较好疗效。

（七）薏苡仁

健脾利湿，清热排脓消痈，祛风湿。促肾上腺皮质功能，增强细胞及体液免疫，抗肿瘤。治疗免疫低下患儿反复呼吸道感染、反复皮肤感染等。

(八)大枣

补脾益肺,调和药性。升高人血浆及白细胞内 cAMP 含量、cAMP/cGMP 比值、抑制抗体产生,护肝及增强体力等作用。治疗紫癜、白细胞减少症等。

(九)黄精

补脾、益精、润肺。促进淋巴细胞转化,增加 E-玫瑰花环形成率,抑制结核菌。治疗白细胞减少症、肺结核等。

(十)地黄

鲜地黄清热凉血、养阴生津;生地黄滋阴养血;熟地黄补血滋阴。抗炎、兴奋或调节垂体-肾上腺皮质功能,增强骨髓造血及细胞免疫功能。治疗湿疹、荨麻疹、瘙痒症、紫癜等。

(十一)五味子

益气生津、滋肾养心、收敛固脱。增强肾上腺皮质功能,抗高温损伤,护肝解毒,抗放射损伤。治疗病毒性肝炎、急性泌尿道感染等。

(十二)山萸肉

滋补肝肾,收敛固脱。升高白细胞,促抗原结合细胞增生,促进过敏介质释放。治疗白细胞减少症,支气管哮喘等。

(十三)女贞子

滋补肝肾,强阴明目。升高白细胞,增强细胞及体液免疫,护肝作用。治疗白细胞减少症,营养不良及免疫功能低下等。

(十四)旱莲草

滋补肝肾、凉血止血、清热解毒。促进淋巴细胞转化。治疗稻田皮炎等。

(十五)麦冬

养阴益胃、润肺清心。促进体液免疫,调节核酸代谢,增强骨髓造血功能。治疗急性咽喉炎、急性扁桃体炎等。

(十六)淫羊藿

补肾壮阳,祛风除湿。增强肾上腺皮质功能,抗炎,抗过敏,升高白细胞,促吞噬作用。治疗慢性气管炎、小儿麻痹症等。

（十七）补骨脂

补肾助阳。升高白细胞，促吞噬，促体液免疫。治疗白细胞减少症、白癜风、银屑病、外阴白斑、湿疹及神经性皮炎。

（十八）刺五加

益气强志，强壮筋骨，祛风除湿。升高白细胞，促吞噬、抗炎、调节中枢神经系统，促细胞及体液免疫。治疗白细胞减少症、风湿性关节炎及类风湿关节炎等。

（十九）杜仲

补肝肾、强筋骨，安胎。兴奋垂体-肾上腺功能，抗炎，促吞噬作用，增强体液免疫。治疗风湿性关节炎及类风湿关节炎、习惯性流产等。

第六章

皮肤病常用中药处方

一、疖、脓皮病

处方：五味消毒饮，银花、野菊花、紫花地丁、蒲公英、紫背天葵（或连翘）各 15～30g。

加减：疖病加黄芪 15～30g，皂角刺 9g。

功能：清热解毒，消痈散结。

二、皮肤结核病

处方：桃红四物汤加味，百部、生地黄各 15g，夏枯草、鱼腥草各 30g，炒黄芩、柴胡、桃仁、赤芍、川芎各 9g，红花 6g。

功能：活血、化瘀、软坚。

三、带状疱疹

方一　龙胆泻肝汤（丸）

处方：龙胆草、栀子、炒黄芩、柴胡、生地黄、车前子、泽泻、当归各 9g,木通、生甘草各 3g。

或:龙胆草、车前子、栀子、黄芩、柴胡、泽泻、当归各 9g,生地黄 12g,板蓝根 30g,紫草 15g,甘草 3g。

功能:泻肝火,清湿热。

方二　板蓝根注射液(50%)　2～4ml,肌内注射,每日 1 次。

方三　清瘟败毒饮加减

处方:生石膏 60g,生地黄、大青叶、贯众各 30g,黄连、黄芩、炒山栀、牡丹皮、白菊花、元参各 9g,龙胆草、知母、板蓝根、钩藤(后下)、金银花、连翘各 15g,生甘草 3g。

功能:清热、解毒、凉血。

适应证:泛发性带状疱疹,有发热或伴脑炎者。

西药:盐酸伐昔洛韦片 0.3g,口服,每日 2 次。

甲钴胺片 0.5mg,口服,每日 2 次。

阿昔洛韦软膏,适量,外用,每日 2 次。

四、扁平疣

方一　薏苡仁,每日 60g,煮服,8～15 次为 1 个疗程。

方二　薏苡仁、紫草各 15g,板蓝根 30g。

方三　桃仁、红花、熟地黄各 9g,甘草 6g,板蓝根、夏枯草各 15g,15～30 剂为 1 个疗程。

方四　大青叶、板蓝根、白花蛇舌草、土茯苓、牡蛎、磁石、鲜生地黄、蒲公英各 30g,黄芩 12g,制大黄 9g。

五、寻常疣

方一 干蟾皮、红花各 6g,三棱、莪术各 9g,薏苡仁 30g,甘草 4g。

方二 见扁平疣方三。

方三 熟地黄 12g,制首乌、杜仲、川牛膝、红花、白芍、当归各 9g,川芎 4.5g,烧酒 30ml,服 7 剂,停药观察 2 个月。

西药:咪喹莫特乳膏,适量,外用,每日 1 次。

六、疱疹性口炎

方一 50％板蓝根注射液 2～4ml,肌注,每日 1 次。

方二 导赤散加减:生地黄、木通、竹叶、甘草、黄连、麦冬。

加减:饮食不节、消化不良、大便干燥或秘结,加大黄、神曲、谷芽等;失眠者,加钩藤、枣仁、远志等;经血不调、随经血来潮而发生溃疡者,加当归、红花、益母草等。

功能:清心、泻火,利小肠。对复发性口疮有效。

七、Kaposi 水痘样疹

处方:龙胆泻肝汤(见带状疱疹方一)。

八、继发性牛痘

处方:清化汤合犀角汤加减,生地黄、当归、金银花、连翘、牡丹皮、赤芍、黄芪、云苓、麦冬、知母、紫草各 6g,石膏 9g,黄连 3g,淡竹叶 4.5g。(儿童剂量)

功能:托里、透毒、凉血。

九、急性、亚急性湿疹

处方:生地黄、大青叶、连翘、萆薢各 15g,当归、泽泻、车前子各 9g,山药 20g。

加减:手部湿疹加土茯苓 30g。

功能:清热凉血,祛风利湿。

西药:氯雷他定 10mg,口服,每晚 1 次。

十、慢性湿疹

处方:四物消风饮,熟地黄 15g,当归、赤芍、白芍、荆芥、防风、蝉衣各 9g,白鲜皮 15～30g,川芎、柴胡、独活各 6g,薄荷(后下)3g,大枣 4 枚。

功能:养血祛风,润肤祛燥。

十一、接触性皮炎

处方:同急性、亚急性湿疹方。

十二、夏令皮炎

处方:鲜佩兰、藿香、青蒿各 9g,地骨皮、元参各 12g,蒲公英 30g,徐长卿 15g,白芷 4.5g,生甘草 3g。

十三、药物疹

处方:清营汤加减,生地黄 30g,金银花 12g,元参、牡丹皮、赤芍、连翘各 9g,黄连 3g,淡竹叶 4.5g,麦冬 9g。

加减:口渴欲饮加天花粉 15g,茅根 30g;水肿加茯苓皮、白术、车前子各 9g;便秘加生大黄(后下)9g。

功能:清营,解毒,滋阴。

十四、植物日光性皮炎

处方:普济消毒饮加减,黄芩、元参、牛蒡子各 9g,金银花 12g,生甘草 6g,连翘、板蓝根各 15g,胡黄连、绿升麻、炒僵蚕、柴胡、陈皮、薄荷各 6g。

功能:清热,解毒,祛风。

十五、多形性日光疹

方一　桂枝、麻黄、赤芍、制川乌各 9g,羌活 6g。

方二　急性、亚急性湿疹方加柴胡 9g。

十六、多形红斑

(一)风寒型(冬季型)

症状:疹色暗红,天冷发作,天热而愈,怕冷。

处方:桂枝麻黄各半汤加减,桂枝、麻黄、赤芍、制川乌、干姜各 9g,大枣 5 枚,炙甘草 3g。

加减:关节痛加羌活 9g。

功能:辛温祛风。

(二)风热型

症状:疹色鲜红,反复发作,低热,天气转热亦不愈,舌红,脉数。

处方:荆芥、苍术、黄柏、赤芍、丹参、牡丹皮各 9g,红花 6g,忍冬藤、板蓝根各 15g,生薏仁、茯苓皮各 12g,甘草 3g。

功能:清热、解毒、凉血,利湿,祛风。

(三)热毒型(重症多形红斑)

症状:口腔部糜烂,疼痛难忍,皮肤红斑大疱糜烂,高热不退,口渴,脉弦数,舌绛。

处方:生地黄、生石膏各 30g,大青叶、牡丹皮、金银花、紫草各 15g,淡竹叶 6g,川连 4.5g,赤芍、当归、知母、元参、麦冬各 9g。

功能:清热,解毒,凉血,滋阴。

十七、荨麻疹

(一)急、慢性荨麻疹

方一　麻黄 6～9g,蝉衣、当归、赤芍各 9g 川连 3～6g,生甘草 3g,生地黄 12g,川芎 15g。

功能:清热,解毒,补血,祛风。

高血压及老人慎用。

方二　**麻黄连翘赤小豆汤**

处方:麻黄、炙甘草各 6g,苦杏仁 9g,连翘、大枣、桑白皮各 15g。

方三　白花蛇舌草、黄芪各 30g,党参、川芎各 15g,甘草 6g,生地黄、熟地黄各 12g,茯苓、当归、蝉蜕、柴胡、赤芍各 9g。

西药:氯雷他定 10mg,口服,每晚 1 次。

或盐酸西替利嗪 10mg,口服,每晚 1 次。

加西咪替丁,800mg,口服,每日 1 次。

(二)冷性荨麻疹

处方:桂枝麻黄各半汤加减(见风寒型多形红斑)。

（三）胃肠型荨麻疹

处方：肉桂、吴茱萸、川朴各 6g，白术 15g，延胡索 12g。

十八、丘疹性荨麻疹

方一 五苓散
方二 麻黄蝉衣汤合四物汤

十九、银屑病

（一）银屑病 1 号方（凉血消风汤）

生地黄、生石膏、茅根各 30g，杭芍 12g，元参、知母、牛蒡子各 9g，荆芥、防风各 5g，金银花 15g，甘草、升麻各 3g。

（二）银屑病 2 号方

苦参、泽泻、茯苓、当归、白芍、知母、羌活、甘草各 10g，茵陈、防己、猪苓、川军各 5g，防风、黄芩、黄芪各 15g。

适用于斑块状银屑病、红皮病型银屑病。

（三）银屑病 7 号方

白花蛇舌草、菝葜、丹参、磁石、代赭石、煅牡蛎、当归各 30g，白蒺藜、白芍各 20g，牡丹皮、紫草、决明子各 12g，黄芩 15g。

病久顽固者可加土茯苓 30 ～ 60g,适用于各型银屑病。

(四)银屑病新 7 号方

土茯苓、白花蛇舌草各 60g,菝葜、黄芪各 30g,牡丹皮、黄芩、白芍、当归各 9g。

适应证同银屑病。

(五)芩梅颗粒

黄芪 30g,乌梅、当归各 9g,黄芩 15g。

二十、玫瑰糠疹

方一　紫草 15～30g。

方二　生地黄、元参各 30g,牡丹皮 15g,赤芍、黄芩各 9g。

方三　桑叶、双花、黄芩、赤芍、元参各 9g,龙胆草 4.5g,细生地黄 12g,净蝉衣 3g,鲜芦根 30g。

二十一、瘙痒症

方一　永安止痒汤

处方:苍术、僵蚕、荆芥、防风、桃仁、当归、赤芍各 9g,麻黄、薄荷(后下)、藏红花、甘草各 6g。

功能:祛风活血,止痒祛湿。

方二　苍术、僵蚕、桃仁、红花、当归、荆芥、防风各9g,熟地黄 12g,川芎 15g,薄荷、甘草各 6g。

附外洗处方:百部 15～30g,蛇床子、苦参各 30g,明矾6～9g。

二十二、系统性红斑狼疮

方一　**六味地黄汤加味**

适应证:无明显发热,有皮疹,关节痛,血象低,尿蛋白管型,脉弦数,舌红,苔少。

处方:生、熟地黄各 12g,山药 18g,牡丹皮、茯苓、泽泻、山萸肉(或女贞子)各 9g,秦艽 15g,南、北沙参各 30g。

加减:有紫癜者加归脾丸;肾受累者加黄芪 12g,党参、车前子各 9g;低热者加柴胡、黄芩、半夏、党参各 9g;胃肠出血者加阿胶、当归各 9g,白茅根 30g,以及云南白药。

功能:滋补肝肾。

注意:一般宜与激素、雷公藤多苷片同用。

方二　**小柴胡汤合六味地黄汤加减**

适应证:低热或午后潮热,心烦,脉弦或弦数,舌红。

处方:柴胡、黄芩、半夏、党参、泽泻、牡丹皮、茯苓各9g,生地黄、秦艽各 12g,山药、女贞子各 15g。

功能:和解退热,滋补肝肾。一般在不增加激素的情况下可以控制低热。

二十三、硬皮病

处方:生黄芪 12～24g,炒党参、赤芍、白芍、茯苓、泽兰、生地黄、熟地黄各 12g,白术、当归、川芎、红花、麦冬、川桂枝各 9g。

二十四、脂膜炎

处方:独活寄生汤加减,桑寄生、杜仲各 15g,羌活、独活、秦艽、防风、川芎、白芍、威灵仙、汉防己、川牛膝各 9g,当归、生地黄、黄芪、白术各 12g,桂枝、甘草各 6g。

二十五、下肢结节病(结节红斑、结节性脉管炎、脂膜炎、过敏性脉管炎)

处方:桃红四物汤加味,当归、赤芍、桃仁、红花、熟地黄、丹参、泽兰、茜草、鸡血藤各 15g,川芎 9g,牛膝 6g。

加减:结节性红斑加夏枯草、柴胡;病久者加柴胡。

功能:活血,祛瘀,通络。

二十六、血栓闭塞性脉管炎

方一 四妙勇安汤加减:生地黄、银花、甘草各 15g,元参、连翘、当归各 9g,鸡血藤 15～30g,黄芪 30～60g。

加减:寒证者加熟地黄、桂枝各 9g,熟附子 6g。

功能:养阴清热,化瘀解毒,适用于热证。

方二　当归四逆汤加减：当归、桂枝、赤芍各 9g,细辛、炙甘草各 3g,熟附子 6g,黄芪 30g。

功能：活血养血,温经散寒,适用于寒证。

二十七、雷诺现象

方一　当归四逆汤加味：桂枝、当归、赤芍、桃仁泥各 9g,木通、吴茱萸各 6g,细辛、艾叶、红花各 4.5g,炙甘草 2.4g,红枣 5 枚,鲜生姜 3 片。

功能：温阳,活血,通络。

方二　小续命汤合蠲痹饮加减：熟附子、党参、炙麻黄、防风、熟地黄、桑寄生、元参各 9g,生黄芪 30g,赤芍 15g,干姜、当归、川桂枝、羌活、桃仁、甘草各 6g。

功能：温肾助阳,养血祛风。

二十八、冻疮

处方：桂枝汤加味,桂枝、赤芍各 9g,当归 12g,甘草 4.5g,生姜 3 片,红枣 10 枚。

功能：调和营卫,活血温阳。

二十九、寻常痤疮

方一　白花蛇舌草 15～60g。

功能：清热,解毒。对红色丘疹、脓疱和结节疗效较好。

方二　白草清肺饮:白花蛇舌草 60g,生枇杷叶 15g,桑白皮、生栀仁、黄柏各 9g,白芷 4.5g,丹参 12g,生甘草 3g。

方三　枇杷叶、桑白皮各 15g,白芷、黄柏、栀子、当归各 9g,甘草 6g,玄参 12g,白花蛇舌草 30g。

西药:班赛(过氧苯甲酰胺凝胶)外用,每日 1～2 次;达芙文 外用,每日 1～2 次;甲硝唑乳膏,外用,每日 1～2 次;护肤粉刺乳膏,外用,每日 1～2 次。

三十、斑秃

处方:当归、柴胡、首乌各 9g,女贞子、熟地黄各 15g。

西药:蔓迪(米诺地尔酊),外用,每日 1 次。

三十一、白发

处方:乌发酒,制首乌 25g,墨旱莲、女贞子、黑芝麻、桑葚、菟丝子、当归、骨碎补各 20g,肉苁蓉 25g,红花、紫草各 10g,补骨脂 15g。

上方 2 料,加酒 6 斤,泡 7 日后饮,每日 3～7 钱。

三十二、脂溢性脱发

处方:当归、柴胡、首乌各 9g,熟地黄 12g,煅牡蛎 30g,白花蛇舌草、女贞子各 15g。

功能:补肾、养血。

三十三、汗疱疹,汗疱疹型癣菌疹,剥脱性角质松解或掌跖多汗症

处方:凉血消风汤(见银屑病)。

功能:清热,凉血,消风。有使水疱较快消失及止痒的作用。

三十四、白癜风

方一　白蒺藜、补骨脂、菟丝子各 9g,白芷 4.5g。

方二　补骨脂、白芷、茯苓、当归、赤芍各 9g,蒺藜、菟丝子、党参、川芎各 15g,黄芪 30g,甘草 6g,熟地黄 12g。

方三　补骨脂注射液(100%)2ml,肌内注射,每日 1 次。

三十五、Riehl 黑变病

处方:六味地黄丸。

三十六、过敏性紫癜

方一　党参赤芍汤

适应证:适用于单纯性紫癜,或腹型紫癜、风湿性紫癜在全身症状缓解而紫癜不愈者。

处方:党参 15g,赤芍、白术、丹参、大蓟、小蓟、当归、云苓各 9g,生甘草、阿胶、木香各 6g。

功能:健脾止血。

方二　归脾汤(丸)

适应证:过敏性紫癜,血小板减少性紫癜。

处方:黄芪、党参、当归、龙眼肉、白术、茯苓、酸枣仁各 9g,木香、炙甘草、远志各 3g。

功能:健脾,补血。

三十七、天疱疮

处方:生地黄、黄精、金钱草、金银花、萆薢各 15g,党参、白术、生扁豆、淡竹叶、板蓝根各 9g,茯苓 12g,土茯苓、山药各 30g。

功能:清热,解毒,健脾,利湿。

三十八、眼口外生殖器综合征

(一)寒证

症状:口、舌及外阴溃疡,有结节红斑样、疖样及毛囊炎样损害,形寒,舌淡,苔白。

处方:白塞病方,附子、干姜、甘草各 6g,肉桂 3g,半夏、陈皮、当归、赤芍、红花、三棱、莪术、茯苓各 9g。

功能:温阳,活血,软坚。

（二）热证

症状：下午低热，口、舌、外阴生疮，小腿鲜红色结节，眼红，舌红，脉弦。

方一 黄芪、银花、连翘、蒲公英、生薏仁各 15g，当归 12g，生地黄 30g，赤芍、元参、麦冬、花粉各 9g，川连 3g，生甘草 6g。

方二 甘草泻心汤合六味地黄汤加减：当归、女贞子、党参各 12g，山药 18g，赤芍、炒黄芩、柴胡、云苓、白术各 9g，生地黄、牡丹皮各 15g，川连 3g，生甘草 6g。

功能：清热，化湿，滋补肝肾。

方三 甘草泻心汤：甘草 18～36g，党参 15g，黄芩、干姜、半夏各 9g，黄连 4.5g，大枣 4 枚。

功能：清热，化湿，解毒。

方四 龙胆泻肝丸。

三十九、红皮病

症状：全身皮肤弥散红斑，干燥，脱屑，痒，口渴欲饮，舌红，苔黄腻，脉数。

处方：土茯苓生甘草合剂，土茯苓 60g，生甘草 3g，忍冬藤、连翘、滑石、地肤子、白鲜皮、生地黄各 12g，苦参、玉竹、赤芍、牡丹皮、制姜蚕、蝉衣各 9g。

四十、寻常鱼鳞病

处方:生黄芪25g,黑芝麻20g,丹参、地肤子各12g,当归、生地黄、熟地黄、枸杞子、何首乌、白鲜皮各10g,生山药、苦参、防风各8g,川芎、桂枝、蝉蜕、甘草各5g。

四十一、毛发红糠疹

处方:生地黄、虎杖、土茯苓、半枝莲各30g,赤芍15g,莪术、元参、麦冬、天花粉各12g,生甘草6g。

四十二、干燥综合征

处方:生、熟地黄各12g,当归、赤芍、生山栀、麦冬、天花粉、蒲公英各9g,川芎10g,黄芪、连翘各15g,白花蛇舌草30g,白芷4g,生甘草3g。

四十三、黄褐斑

处方:桃仁、熟地黄、醋香附、柴胡、山茱萸、泽泻各15g,红花、川芎、赤芍、郁金、怀牛膝、山药、地龙、茯苓各12g,当归、牡丹皮、大黄各9g。

可同时用当归12g,丹参15g,红花6g,茯苓15g,煎洗外用。

下 篇

案例、病例报告与中医药临床试验研究报告

第七章

中医药临床试验研究报告

一、"白草枇杷饮"治疗囊肿性及硬结性痤疮[①]

第二军医大学第一附属医院皮肤科　郑茂荣

囊肿性痤疮及硬结性痤疮是较严重的痤疮,目前西医对此病尚无较好疗效,我们应用白花蛇舌草内服治疗寻常痤疮曾收到较好的疗效,但它对囊肿性及硬结性痤疮不尽如人意。为加强其疗效,我们在临床实践中摸索用"白花蛇舌草"与"枇杷清肺饮"等综合成方,命名为"白草枇杷饮",应用于囊肿性及硬结性痤疮,取得较满意疗效,现报告如下。

"白草枇杷饮"处方

白花蛇舌草 50～60g,生枇杷叶 9～15g,当归 9g,生栀仁 9g,白芷 6g,桑白皮 12g,黄柏 9g,黄连 3～5g,生甘草 3g。有瘘管者加百部 9～12g,夏枯草 12g,每日 1 剂,煎服 2 次。10 例患者中除 2 例尚同时外用脂溢酊外,其

---

①郑茂荣."白草枇杷饮"治疗囊肿性及硬结性痤疮[J]. 中医杂志,1981(9):70.

余 8 例单独内服本方。

临床资料

　　10 例患者都是严重的囊肿性痤疮或硬结性痤疮。全是男性，年龄 20－26 岁，病期 1～8 年。发病部位，面部 5 例，背部 1 例，面、颈后及胸背部者 4 例。皮损为红色丘疹、脓疱、黑头粉刺及黄豆到鸽蛋大结节，其中 3 例伴蚕豆大到鸽蛋大囊肿，2 例还有瘘管，有稀薄黄白色脓液溢出，此外有的患者还有点状凹陷瘢痕或瘢痕疙瘩。10 例皮肤均油腻。既往均曾先后用过四环素、多西环素、庆大霉素、链霉素、维生素 B_6、乙菧酚、中药及外用脂溢酊、硫黄洗剂等，未见显著疗效，其中 1 例曾每日煎服白花蛇舌草 30g，共 10 天，未见效，1 例注射白花蛇舌草注射液无效，另 1 例服"枇杷清肺饮"无效。

疗效观察

　　8 例治愈，其中 7 例各服药 14 剂，在服药 2～7 剂后，丘疹、脓疱、结节、囊肿大部消退，但直到服药 34 剂后皮疹及瘘管始全部消退，不再新发。2 例明显好转，1 例在服药 7 剂后丘疹、结节大部消退，但在服药 14 剂后尚有个别新发红色丘疹，在服药 27 剂后皮疹一度退尽，但停药 1 周后又发出数个红色丘疹，再次服药 21 剂后尚有一黄豆大囊肿未消退外，其余结节、丘疹、瘘管均已消退。

　　对 7 例临床治愈患者随访 2～3 个月，有 2 例患者分别于 2 个月或 3 个月后复发，但远较原来为轻。

大部分患者诉及服药后皮脂分泌减少,但也有少数患者并不觉皮脂减少。1 例每剂加百部 12g,每次服药后头晕半小时,经将百部减为 9g 后即不再头晕,未发现其他不良反应。

体会

"白草枇杷饮"治疗囊肿性或硬结性痤疮有较好疗效,10 例患者都是在用其他药疗效不显著的情况下,改用本方而奏效的。

有 2 例患者分别在内服或注射白花蛇舌草无效后,应用本方而达临床治愈,故可认为本方疗效超过单味白花蛇舌草。用本方治疗时,一般不必再用外用药。如注意百部之用量,常无明显不良反应。

由于观察病例较少,应用时间短,本方远期疗效有待进一步观察,其作用机制更待研究探索。

二、中药"湿疹方"治疗急性湿疹疗效观察[②]

第二军医大学第一附属医院皮肤科 郑茂荣

我们应用中药"湿疹方"治疗亚急性湿疹,发现它在使病情稳定及好转方面有较好疗效。今将可统计病例 10 例报告如下。

---

②郑茂荣.中药"湿疹方"治疗急性湿疹疗效观察[J].皮肤病防治,1987(Z2):29-30.

治疗方法

"湿疹方"：生地 15g，当归 9g，大青叶 15g，草薢蘚 15g，山药 18g，连翘 9g，泽泻 9g，车前子 9g。水煎，每日 1 剂，分 2 次服。

10 例患者除服"湿疹方"外，基本停用原有内用药，但原来所用外用药如苯海拉明霜、地塞米松霜或甲紫止痒糊剂继续应用。

病例分析及疗效

10 例亚急性湿疹（其中 1 例伴红皮病，1 例为钱币型湿疹）。皮疹为红斑、丘疹、水疱或糜烂渗液，其中 5 例尚有明显苔藓化；皆有剧痒，病期 1 个月至 1 年，其中半年以上者 3 例。

8 例住院患者服中药 10～24 剂治愈，皮疹及瘙痒全部消退。2 例门诊患者服中药 28 剂明显好转，皮疹大部消退，尚有少许红斑丘疹，轻度瘙痒。10 例患者中，服"湿疹方" 5 天后症状即明显好转者 2 例，7 天后者 6 例，8 天后者 2 例。对 3 例治愈患者随访 1 年，结果 2 例未复发，仅 1 例支气管扩张患者 1 年后湿疹轻度复发。所有患者在服"湿疹方"期间均无不良反应。

典型病例

患者陈××，女性，34 岁。两肘处见少许丘疹，痒，抓后渗液糜烂，逐渐四肢也散发出丘疹。内服抗过敏药，外用安他敏霜、地塞米松霜、地塞米松尿素霜，病情时好时坏,始终未愈。

过去有"青霉素及普鲁卡因过敏史"。

体格检查:面颈部密布红色丘疹,两手背、足背大片苔藓化斑片,两前臂有散在丘疹。舌淡红、舌边瘀,苔白,脉弦。

诊断:亚急性湿疹。

住院治疗经过:入院后经服维生素 C 0.1g,每日 3 次,外用甲紫止痒糊剂及苯海拉明霜,同时服中药"湿疹方",1 周后丘疹消退,糜烂消失,仅两手足背皮肤稍厚。2 周后手足背皮肤基本变薄,痒减轻。服"湿疹方"19 剂后治愈。

讨论

10 例湿疹患者中,有 7 例都是在原有内用药及外用药无效,或病情反复发作不能控制的情况下,加服"湿疹方"后,病情始迅速见效及稳定好转而治愈。所以可以认为"湿疹方"对促使病情迅速好转、稳定、控制有较好的疗效。

在 8 例治愈的湿疹中,伴红皮病者 1 例,钱币型湿疹 1 例,皮疹除红斑、丘疹、水疱、糜烂、渗液外,还有苔藓化等,因此,可以认为"湿疹方"可能适用于各种类型湿疹。在治疗中,应同时内外用药,我们观察到部分患者如外用药停用较早,会影响病情之治疗,当然这并不能否定"湿疹方"的应用价值。

"湿疹方"是我们在临床实践中,通过先后摸索应用"龙胆泻肝汤""除湿胃苓汤""四物消风饮""凉血消风汤""急性湿疹方"(生地黄、当归、板蓝根、连翘、车前子、泽泻)等逐渐形成的。"湿疹方"与"急性湿疹方"相比,仅多"山药"及"萆薢"两味药,但疗效却较"急性湿疹方"明显提高。本组 1 例原方中未加山药和萆薢,服药 24 剂未见效,在外用药不变动的情况下在原方中加入山药及萆薢,1 周后病情明显好转;另 1 例原方中未加山药,服 4 剂未见效,经加入山药后,当天痒减轻,8 天后躯干部皮疹全部消退。所以,我们认为山药在方中起着主要作用。

　　"湿疹方"中,生地黄、当归补血凉血,大青叶、连翘清热解毒凉血,泽泻、车前子、萆薢利湿,山药益气补中、健脾利湿。从辨证角度看来,湿疹除常有糜烂、水疱、渗液为湿疹的证候以外,还常有苔藓化及瘙痒,为血虚及风证,对此每宜采用补血法,如生地黄、当归等以补血祛风。因血为气母,气为血帅,故补血同时加补气药可加强补血作用,山药为益气补中药,它的加用与否对疗效的影响,道理可能在这里。从现代医学看来,山药对湿疹有效,可以推测它有一定的抗过敏作用。当然,对本方的现代科学的作用机制尚待进一步的研究。

三、地塞米松、山药及川芎注射液对豚鼠 DNCB 皮炎的疗效及对郎格罕细胞的影响[3]

第二军医大学第一附属医院皮肤科

郑茂荣　牟贤龙　封维阳　褚　健　孙海滔

本文以二硝基氯苯（DNCB）使豚鼠产生人工变应性接触性皮炎，观察比较地塞米松、山药三种注射液对豚鼠变应性 DNCB 皮炎的疗效及 ATP 酶染色剂检测 LCs 数目与形态之变化。

材料与方法

动物及药物治疗分组：选白色健康雄性豚鼠 28 只，每只 300g 左右。分为 A、B、C 及 D 组，A 及 D 组各 6 只，B 及 C 组各 8 只。这些豚鼠以往均无 DNCB 或 DNCF 接触史。A 组用地塞米松注射液，每次 0.2ml（含地塞米松 1mg）；B 组用 100% 山药注射液，每次 0.5ml。均为肌内注射，每日 1 次，共注射 14 日。D 组对照，不治疗。

DNCB 皮炎、LCs 检查及治疗：将 A、B、C、D 四组每只豚鼠背部右侧毛剪短，面积大于 4cm×4cm，剪下一片皮肤（1cm×1.5cm，深及皮下），用 ATP 酶染色法检查 LCs 数目/mm²，作为正常表皮 LCs 的正常值对照。然后将每只豚鼠背部皮肤涂布 2% DNCB 无水乙醇溶液，面积

③郑茂荣,牟贤龙,封维阳,等. 地塞米松、山药及川芎注射液对豚鼠 DNCB 皮炎的疗效及对郎格罕细胞的影响[J]. 中西医结合杂志,1989,基础理论研究特集:79-80.

为 4cm², 每日 1 次, 共 3 次, 做预致敏。于 14 日后, 再在该部位以 0.1% DNCB 无水乙醇均匀涂布一次, 以挑拨变态反应, 28 只豚鼠背部右侧均发生边界清楚的红斑, 不伴水肿, 应属 DNCB 变应性接触性皮炎。同时按上述方法取皮肤, 观察 A、B、C、D 四组豚鼠 DNCB 皮炎的 LCs 的数目及有关情况。

在以 0.1% DNCB 无水乙醇挑拨后的次日起, 对 A、B、C 三组豚鼠开始分别做腿部肌内注射地塞米松、山药及川芎注射液。此后, 每周取豚鼠背部右侧皮炎皮肤标本 1 次, 共 2~3 次, 以 ATP 酶染色法观察 3 种药物对 DNCB 皮炎的 LCs 数目及有关情况变化, 同时取 D 组豚鼠皮肤作对照。

皮肤标本以 ATP 酶染色后, 用光学显微镜检查, 每个标本数 5~10 个视野的 LCs 数/mm², 并计算出每个标本的 LCs 平均数/mm²。

结果与讨论

本实验所以选用白色豚鼠, 是因为它们的皮肤无黑素细胞, 排除了 ATP 酶染色使黑素细胞同时着色之可能。用作挑拨的 DNCB 溶液为 0.1%, 浓度较低, 与王秉鹤所用之条件相似, 只引起变应性接触性皮炎, 排除了刺激性皮炎之可能。

28 只豚鼠在 DNCB 预致敏前所取正常皮肤标本表皮之 LCs 密度平均为 515.74/mm², LCs 树状突明显。

但在发生皮炎,即在 DNCB 挑拨 24 小时后,LCs 为 591.33/mm^2,与前者相比,$P < 0.01$。说明 DNCB 挑拨后 24 小时,即发生 DNCB 变应性接触性皮炎之初,LCs 增多非常显著。虽然分布不均,约 90% 视野的 LCs 树状突消失,细胞体呈圆形,与文献报道一致,但 LCs 较正常表皮的 LCs 反而增多,与有关的文献报道并不一致。在本实验进行之前,我们曾对另 1 组 15 只豚鼠以同样条件作试验观察,亦发现 DNCB 挑拨 24 小时后 LCs 增多,与本次实验结果相似,因此有理由将其作为本次实验观察对照的基础。

A、B、C 三组豚鼠变应性 DNCB 皮炎在分别用地塞米松、山药及川芎注射液治疗 1 周后,表皮 LCs 数目下降均非常显著。但在此相同时期的对照 D 组却无差别($P > 0.05$,附表)。说明 A、B、C 三组在治疗一周后 LCs 数目减少非常显著是有价值的。用参照单位分析,比较 A、B、C、D 各组皮炎治疗前后 LCs 值变化之间的差异,显示地塞米松组与山药组差异显著,用川芎介于两者之间,川芎组既与地塞米松组之间相差不显著也与山药组之间相差不显著。结合 A、B、C 三组豚鼠 DNCB 皮炎之观察,在治疗第 10 日时,A 及 C 组豚鼠之红斑全部消退,不留痕迹;B 组尚有 1 只豚鼠有红斑,占 12.5%;D 组 3 只豚鼠有红斑,占 50%。可以认为地塞米松与川芎对豚鼠变应性 DNCB 皮炎之疗效亦较山药为佳,与对照组相比，三种药物对豚鼠 DNCB 皮炎均有效。未实验豚鼠（按体重 300g 计算）每日川芎与山药注射液之用量相当于人（按体重 60kg 计算）每日常用量的 2.5～5 倍，但每日豚鼠之地塞米松用量测相当于人每日常用量的 10～20 倍，因此更可推测川芎之疗效可能不亚于地塞米松。

关于 LCs 形态之变化，在发生 DNCB 皮炎后，显微镜下有 90% 的视野 LCs 树状突消失。治疗 1 周后，A 组 100% 视野的 LCs 树状突消失；C 组及 D 组 50% 视野的 LCs 树状突消失；B 组 64% 视野的 LCs 树状突全部消失及 36% 视野的 LCs 部分树状突消失。治疗 2 周后，A 组及 C 组 100% 视野的 LCs 恢复正常形态；B 及 D 组到治疗后第 3 周时 LCs 始全部恢复正常形态。说明地塞米松对皮炎疗效虽佳，但治疗 1 周后 LCs 树状突消失最多，LCs 形态恢复亦最快，而对照组虽在皮炎 1 周后仅 50% 的视野的 LCs 树状突消失，但 LCs 形态恢复正常却最慢，LCs 树状突的消失及迅速恢复可能与 LCs 的活性有关。由此也可以认为地塞米松、山药及川芎治疗后可使 DNCB 变应性接触性皮炎之 LCs 一过性减少，但又可较非治疗组更快地恢复正常形态，它们使 LCs 减少可能是药物有效的标志。根据本实验结果，推测川芎及山药或其制剂对临床治疗变应性接触性皮炎及湿疹等皮肤病可能有效。

附表 4　组治疗前后 LCs 数变化（M±SD,/mm²）

	治疗前		治疗后		
	正常	挑拨后 24h	1 周	2 周	3 周
A	500.67±66.56	520.94±90.20	293.56±66.58*	646.44±102.77	557.84±47.16
B	514.05±28.89	594.10±116.27	297.50±80.04*	553.70±47.09	
C	520.33±135.09	603.70±90.87	371.97±84.52*	668.89±143.63	696.22±80.00
D	531.93±105.33	641.52±68.28	573.44±153.58	573.07±49.83	

注：* 与挑拨 24 小时比较 $P < 0.01$。

四、中药治疗带状疱疹 20 例报告④

第二军医大学第一附属医院皮肤科

郑茂荣　　周鼎耀　　孙起元　　茅昌保　　陈汝庚

我们近来应用中药治疗了 20 例带状疱疹，获得了较满意的疗效。今报告如下。

病例分析

20 例均为住院患者，男 18 例，女 2 例；年龄 18—37 岁。病期 3～14 天（3～5 天 7 例，6～8 天 9 例，10～14 天 4 例）。损害主要为水疱及丘疹；伴有坏死、脓疱及继发感染者 3 例。损害分布于胸背部者 11 例，其他部位者 9 例。自觉症状均为疼痛，甚至剧痛，因痛而影响睡眠者 12 例。入院时病情正在急剧进展者 11 例，有顿挫倾向者 3 例。其他如大便干秘者 3 例，食欲减退者 4 例，头痛怕冷者 3 例，头痛鼻塞者 2 例，伴见神经麻痹者 1 例。

治疗方法

中医认为本病系"肝火妄动，湿热内蕴"所致，所以我们以泻肝火、清热、化湿为主，拟定了以下的方剂：柴胡 6g，赤芍、牡丹皮、桑叶各 9g，防风 6g，金银花 15g，连翘 12g，苦参 5g，白鲜皮、生甘草各 6g，土茯苓 12g，苍术 3g，黄芪 9g，当归 6g，水煎，每日一剂，分二次服，直至痊愈。

---

④郑茂荣，周鼎耀，孙起元，等．中药治疗带状疱疹 20 例报告[J]．文章摘要信息．

根据患者病情,适当增减药剂,如便秘、湿重或局部化脓感染者需加大黄。

20 例患者中基本上以应用中药为主,6 例曾在中药治疗前行皮内耳针 1～2 次,但未能控制疼痛及病情,另 6 例曾同时以扑粉厚厚包损害处,3 例继发感染及溃疡形成者局部涂包 1‰小檗碱软膏。

疗效观察

10 例剧痛患者服中药一剂,次日疼痛即明显减轻,夜能安眠;20 例中患者在服药第 3 日后皮疹停止发展,水疱大部干涸,平均治愈日为 5.8 天。由发病到痊愈平均日数为 12.6 天。所谓痊愈系指疼痛消失,损害全部结痂,且部分痂已脱落,愈后皆不遗留神经痛。1 例并发面神经麻痹患者于 4 天后皮疹消失,面神经麻痹亦减轻。20 例中仅有 1 例于服药期间轻度头晕,其余无不良反应。下面报告 2 例摘要。

例 1　男,22 岁,1961 年 4 月 17 日入院。主诉胸背部右侧发出数簇痛性丘疹水疱已 4 天,且病损日增多,疼痛更甚,影响睡眠,入院前尚未经任何治疗。

体格检查:痛苦面容。右腋下淋巴结肿如蚕豆大,明显压痛。体温 36.2℃,两眼结合膜轻度充血。胸背部右侧相当于第 9 及第 10 肋间有 5 簇呈带状分布的水疱,疱壁紧张,有红晕,疱液为浆液性,明显触痛。

治疗过程:入院当日即开始服中药,次日疼痛明显减轻,夜能安眠,皮疹停止发展。第 3 日原有水疱松弛,红晕消失,开始结痂,自觉轻微疼痛,第 6 日疼痛及水疱完全消失,结痂而愈,且部分痂已脱落。

例 2 女,18 岁,1961 年 3 月 4 日入院。主诉胸背右侧发出丘疹水疱剧痛已 4 天,且病损日渐增多,疼痛加剧。

体格检查:痛苦面容。右侧腋窝淋巴结如黄豆大,压痛。胸背部右侧有单侧性呈簇分布的水疱,水疱为绿豆大有红晕,少许水疱有脐窝,疱液为浆液性,触痛。

治疗过程:初以热强化器吹胸背部损害,同时服优散痛、安乃近及行皮内耳针,但是痛反剧增,水疱增多,患者哭泣不安,不能入睡。3 月 7 日遂开始服中药,次日疼痛大减,夜能安眠,皮疹停止发展。3 月 9 日有轻度疼痛,丘疹水疱全部消失并结痂。共服中药 5 剂,疼痛完全消失,痂大部脱落、无明显瘢痕。

讨论

祖国医学称带状疱疹为"缠腰火丹、串腰龙、火带疮、蛇串疮、蜘蛛疮"等,认为由于"湿与热,肝火内炽"所致,故应用龙胆泻肝汤、柴胡清肝汤和除湿胃苓汤等。本病患者之脉象多带弦滑,皮肤均感疼痛,情绪多急躁,均为肝火妄动之表现,故治疗应以清泻肝火及化湿为主,因之,我们以柴胡、赤芍、丹皮、银花、连翘、桑叶等清泻肝火,以苦参、白鲜皮、土茯苓等燥湿清热解毒,以防风、苍术等化湿,以生草、黄芪、当归等扶正。

20 例患者用中药治疗确实收到了明显的疗效,表现在疼痛的明显减轻及皮损的迅速好转,缩短了病程。以上报告的 2 例,病情正在进展,疼痛显著甚至影响睡眠,用其他药品及耳针均不能达到效果,而在服中药一日后,疼痛大减,皮疹随即停止发展。在 20 例中,大部分患者不论病程正在进行与否,在服药的次日多数患者疼痛减轻,第 3 日后皮疹多停止发展,水疱干涸而结痂。因此,我们认为上述中药处方的疗效是显著的。而且在这 20 例中未见到神经后遗症。1 例伴有面神经麻痹者于服药 9 日后减轻。

　　为了与其他疗法对比,我们统计了我科 1955－1960 年住院的带状疱疹病例,其中包括维生素 B_1、垂体后叶素及外用药等疗法,疼痛减轻日数为 2～7 天,发病日至痊愈日分别为 14～21.6 天不等,治疗日均在 10 天以上。以同样标准计算服中药者发病日至痊愈日平均为 12.6 天,平均治疗日为 5.8 天。所以中药治疗带状疱疹是有其优越的疗效的。

小结

　　本文报告了以中药治疗带状疱疹 20 例,根据辨证论治拟订并采用泻肝火、清热、化湿的方剂,收到了较满意的疗效,止痛迅速,病程缩短。

五、热型多形红斑及其中药治疗⑤

第二军医大学第一附属医院皮肤科　郑茂荣

作者根据中医辨证论治原则收集了12例热型多形红斑，并用中药（多形红斑热型方）治疗取得较好疗效。

临床资料

多形红斑12例，男性2例，女性10例；年龄8—50岁，病期1天至15年，其中1～12天3例，8月—15年9例。发病季节12例均主要于夏季发病，其中6例病期逾年（2.5～15年）者均仅于夏季发病，一般10月份以后自愈；皮疹均为鲜红色环状红斑及少许虹彩状红斑，此外有3例在红斑中央伴水疱，1例伴红色斑丘疹，1例伴个别风团样疹；自觉轻度至剧烈瘙痒，发疹部位：四肢和躯干4例，口腔和外阴1例，四肢和臀部3例，手背手掌及腕部3例，手足背、掌跖、腋窝及股部1例；体温37.2～37.5℃，个别为38.3℃；伴四肢大关节疼痛者2例，余均无明显全身不适；多数患者舌质红，苔薄白，部分患者咽部轻度充血，扁桃体不大或轻度大；1例于月经来潮前皮疹加重。

12例中有3例起初发病于冬季，辨证分型属寒型多形红斑，皮疹发于肢端，为暗红色，服桂枝麻黄各半汤加

⑤郑茂荣．热型多形红斑及其中药治疗［J］．中国皮肤性病学杂志，1988（1）：52-53.

味一度有效及治愈,但不久再发,发疹部位渐趋广泛,疹色鲜红,再服原方无效,并转为夏季发病。

实验室检查,4例患者白细胞为 $2600\sim3500/L$,其余8例均正常;8例患者检查,红细胞沉降率均为正常值;4例患者检查混合玫瑰花试验及 PHA 淋巴细胞转化试验,1例检查免疫球蛋白(G、A、M)均正常;1例抗"O"625单位;咽拭子培养为草绿色链球菌,仅发现1例有金黄色葡萄球菌生长。

治疗方法

多形红斑热型方:荆芥 9g,苍术 9g,黄柏 9g,赤芍 9g,丹参 9g,红花 9g,忍冬藤 15g,生苡仁 12g,茯苓皮 12g,牡丹皮 9g,板蓝根 15g,甘草 3g(个别患者加车前子 9g),每日一剂,水煎分2次服。视病情服 $3\sim20$ 剂。

结果

12例多形红斑治愈10例,减轻2例。在减轻的2例中,1例服药期间原有皮疹迅速消退,但仍不断有少许新发皮疹,另1例服药7剂后皮疹消退,停药3日后又发,再服仍有效;停药3日又复发。

对5例发病多年者在 $2\sim10$ 年的随访中,发现4例有时夏季仍有复发,但再服此方仍有效。

讨论

本文12例患者皮疹均有虹彩状红斑及环形红斑,少数病例或在红斑中央有水疱,个别尚有红色斑丘疹及风团样疹,自觉瘙痒,好发于手足背和掌跖,或尚累及四肢和躯干或臀部,多有低热,少数伴发关节痛,完全符合多形红斑。在鉴别诊断中,本组患者均有虹彩状红斑,主要发于手足,而无环状红斑离心性扩大现象,可除外离心性环状红斑之可能;本组患者虽有环状红斑、发热或关节痛,但无白细胞增多及血沉加快,未见红色斑块、结节性或假性水疱及红色水肿性斑块,面颈部及眼未受累,且每例患者均有多形红斑之较特征性的虹彩状红斑,亦可除外急性发热性中性粒细胞增多性皮病,故本组 12 例应当属典型之多形红斑。

热型多形红斑较寒冷型者少见,根据本文统计它具有明显热证,表现为多于夏季发病或复发,或主要在非寒冷季节发病,疹色鲜红,分布较为广泛,可累及四肢躯干,舌质多红,患者虽无明显全身症状,但常有低热,体征及化验检查无明显细菌感染征象,一般抗过敏药物及抗菌剂常较难收效,用桂枝麻黄各半汤加减亦无效。鉴于上述理由,从中西医结合观点来看,作者提出不论中医或西医均应将多形红斑一病在临床上分为寒冷型及热型两种,当然两型在病因、发病机制及治疗等方面尚待我们进一步去探索。

本文所用方剂系参照上海龙华医院中医外科临床手册中治疗多形红斑的基本方,我们特命名为多形红斑热型方。本组 12 名热型多形红斑患者应用该方后治愈 10

例(服 3～14 剂),减轻 2 例(服 7～20 剂),有效率 100％,治愈率 83.33％,其中 6 例病期 2.5～15 年的患者,曾经应用多种抗组胺剂、钙剂、维生素及抗菌药后均不见疗效,应用本方后迅速见效。所以本方剂对热型多形红斑是有较好疗效的。本方以中医传统理论来说主要是清热解毒及活血利湿,其具体药理作用尚待进一步探讨。在治疗中未发现不良反应,但本方剂似乎不能阻止其以后复发。

本组 12 例热型多形红斑患者中有 3 例患者起初属典型的寒冷型多形红斑,服桂枝麻黄汤加味有效,并一度治愈,但在再发时服桂枝麻黄各半汤则无效,并发现已变为热型多形红斑,且多于夏季或每年 4—10 月复发,服多形红斑热型方有效。这种现象的发现引起了我们的兴趣,似乎存在着多形红斑寒冷型向热型转化这个现实。

六、山药注射液治疗湿疹皮炎⑥

第二军医大学第一附属医院

郑茂荣　周鼎耀　张云海

我们曾在应用中药"湿疹方"(生地黄、当归、大青叶、

⑥郑茂荣,周鼎耀,张云海.山药注射液治疗湿疹皮炎[J].上海中医药杂志,1984(7):22-23.

萆薢、山药、连翘、泽泻、车前子)治疗湿疹的观察过程中,发现该方对湿疹有较好疗效。由于 2 例湿疹患者在用"湿疹方"时未用山药,分别在服药 4 剂及 24 剂时不见疗效,而在加用山药后,病情就迅速控制,故曾认为山药为方中主药。为进一步研究山药对湿疹的疗效,我们选用单味山药注射液静脉滴注治疗湿疹皮炎,兹将观察结果报告如下。

山药注射液制备

将山药用注射用水煎煮,取煎液过滤,加热浓缩,再加乙醇浓缩,去除乙醇,再加活性炭,经过过滤、消毒等程序,制成 100％山药注射液。

山药注射液应用方法

住院患者用山药注射液 20ml,加 5％葡萄糖注射液 500ml,静脉滴注,每日 1 次。门诊患者用山药注射液 4ml,肌内注射,每日 1 次。

患者在静脉滴注或肌内注射山药注射液同时,曾并用维生素 C 或氯苯那敏,外用止痒霜、小檗碱止痒糊剂,或甲紫止痒糊剂等,仅有 1 例未用任何其他内外用药。

病例分析

应用本药治疗湿疹皮炎 13 例(10 例住院患者,3 例门诊患者),其中湿疹 11 例(急性湿疹 4 例、亚急性湿疹 5 例、慢性湿疹 1 例、异位性湿疹 1 例)、接触性皮炎(生漆

引起)1例、自体敏感性皮炎1例。男8例,女5例;年龄
19－58岁。病程5天至14年,其中5天至2周者4例,
2～6个月者4例,1～14年者5例。发疹部位,除3例仅
发于上肢或下肢外,另10例均泛发于躯干或躯干四肢;皮
疹为红斑、丘疹、糜烂、水疱、渗液及痂,或尚有轻度苔藓
化。其中2例亚急性湿疹做脓疱脓液或糜烂面拭子培养,
有金黄色葡萄球菌生长,凝固酶阳性。所有患者均有痛痒
或剧痒。

治疗结果

　　10例住院患者分别静脉滴注山药注射液6～20天,3
例门诊患者分别肌内注射山药注射液5～15天。结果治
愈8例(肌内注射者1例),皮疹全部消退,瘙痒消失,其中
亚急性湿疹占6例,急性湿疹1例,接触性皮炎1例及自
体敏感性皮炎1例。治愈所需天数,4～10天者7例,19
天者1例。显著好转4例(肌内注射者1例),泛发性皮疹
大部消退,尚遗下部分糜烂或部分轻度苔藓化斑片,其中
慢性湿疹1例,异位性湿疹1例及亚急性湿疹2例。无效
1例,肌内注射注射液5天未见好转。

　　在显著好转的4例中,1例慢性湿疹患者在治疗18
天后原有苔藓化显著好转,皲裂消退,瘙痒解除,因自动
出院而中止治疗;2例湿疹患者均在治疗13天后四肢躯
干丘疹、糜烂、苔藓化大部消退,1例尚有轻度苔藓化,另
1例两小腿尚有片状糜烂,局部培养出金黄色葡萄球菌,

凝固酶阳性,2 例均停山药,改用他药。另 1 例为门诊患者,肌内注射 5 天后四肢躯干红斑丘疹大部消退,仅足背仍有红斑糜烂,在继续注射山药注射液中病情不再好转。

我们对 5 例患者观察了 1~3 次山药注射液治疗前后血、尿常规,均无明显变化。1 例在山药治疗 10 天后检查蛋白电泳及免疫球蛋白(IgG、IgA、IgM),均属正常值。13 例患者在注射山药注射液期间无主观或明显的客观不良反应。

在治愈的 8 例患者中,大部分经 2~3 个月的短期随访,未见复发。

讨论

迄今为止,我们尚未发现应用单味山药治疗湿疹皮炎的报导。根据本文的实践,我们认为山药注射液治疗湿疹皮炎有一定效果。如治愈的 8 例中,有 4 例(亚急性湿疹 2 例、急性湿疹 1 例、自体敏感性皮炎 1 例)是在静脉滴注丹参、普鲁卡因,内服氯苯那敏、维生素 C,外用甲紫止痒糊剂等 7 天至 2 个月后无效,甚或病情加重的情况下,才改用山药注射液的。原有外用药条件不变,有 2 例在用山药注射液 4 天后全部消退,另 2 例在 10 天后皮疹全部消退,一般来说,湿疹的治疗常常需要较长的时间,而且病情顽固,易于反复。在长期应用多种其他药物无效,而在用山药后即迅速稳定收效,可以认为山药是有效的,且作用较快,疗效较高,可能具有抗过敏作用。

在 5 例有糜烂渗液的患者中,应用山药注射液 3 天后,糜烂渗液消失者 1 例,4 天消失者 4 例,说明它对糜烂渗液的疗效是显著的,这可能是通过抗过敏作用而达到的;从辨证论治来看,山药对糜烂渗液作用可能是通过健脾运湿而达到的。山药对 2 例患者之苔藓化虽有好转,但消退较慢。山药似无抗感染作用,如 1 例亚急性湿疹患者在静脉滴注山药注射液 12 天后,躯干及四肢皮疹虽大部消退,但两小腿尚有片状糜烂及渗液,局部拭子培养有金黄色葡萄球菌生长,凝固酶阳性,后经加用抗菌药物后,小腿糜烂始愈。

用山药后瘙痒的控制一般较快,多数于当日或 3~4 天内减轻,但亦有 2 例以红斑丘疹为主的泛发性湿疹患者,分别在静脉滴注及肌内注射山药注射液 4~5 天皮疹全部消退,而皮肤仍痒,在继续用药数天后瘙痒才被控制。

把山药大剂量静脉滴注与小剂量肌内注射比较,前者 10 例,治愈 7 例;后者 3 例,治愈 1 例。大剂量静脉滴注的疗效似乎好一些,但尚待更多的病例统计来证实。

在我们观察的病例中,尚未发现山药静脉滴注或肌内注射引起不良反应。但在静脉滴注临床应用之前,我们曾用 100% 山药注射液 10ml 加 25% 葡萄糖注射液

20ml,以及 100％山药注射液 6ml 加 25％葡萄糖注射液 20ml,分别做静脉注射,两者都立即发生局部静脉疼痛及近端静脉条状发红,注射完毕后这种刺激反应立即消失,事后并未发生静脉炎。以后改为 100％山药注射液 20ml 加 5％葡萄糖注射液 250ml 或 500ml,做静脉缓慢滴注,就没有再发生以上刺激反应。

七、凉血消风汤治疗汗疱疹等病 14 例报告[⑦]

第二军医大学第一附属医院皮肤科　郑茂荣　谢德芳

据南开医院介绍,掌跖多汗症可用凉血消风汤治疗,我们考虑掌跖多汗症与汗疱疹为同一类疾病,所以,试用凉血消风汤治疗汗疱疹 12 例,剥脱性角质松解 1 例及表皮癣菌疹 1 例,均取得较好疗效。现报告如下。

治疗方法

凉血消风汤:生地 30g,元参 9g,杭芍(或赤芍)9g,生石膏 30g,知母 9g,茅根 30g,牛蒡子 9g,荆芥 9g,防风 9g,银花 15g,升麻 3g,生甘草 3g。水煎,每日 1 剂,分 2 次服,5～18 剂为 1 个疗程。除 1 例表皮癣菌疹因足癣继发感染加外用甲紫止痒糊剂外,其余病例均不再用其他内外用药。

---

⑦郑茂荣,谢德芳．凉血消风汤治疗汗疱疹等病 14 例报告[J]．皮肤病防治研究通讯,1979,2:235.

病例分析

14 例患者中,男性 9 例,女性 5 例;年龄 16-43 岁;发病季节 4-11 月;12 例汗疱疹及 1 例表皮癣菌疹均为两掌或手指侧缘有较多针头大到高粱粒大、深在水疱,剧痒,但这 1 例表皮癣菌疹除手掌水疱外,尚有左小腿及两膝内侧大片红斑,两足趾间水疱、糜烂,两侧腹股沟下浅淋巴结肿痛。1 例剥脱性角质松解仅为两掌弥漫脱屑,工作时局部轻度疼痛。病期 3 天至 5 个月,其中 2 例汗疱疹每年夏季反复发病分别达 3 年及 10 余年之久。

治疗结果

治愈 10 例,减轻 3 例,无效 1 例。8 例汗疱疹服药 2～7 剂即愈,水疱及痒感消失。3 例汗疱疹服药 4～6 剂后减轻,水疱大部消失,痒减轻,以后未能继续观察疗效。1 例汗疱疹服药 6 剂无效,而停服。1 例剥脱性角质松解服药 6 剂治愈,两掌基本光滑不脱屑,疼痛消失。1 例表皮癣菌疹服药 8 剂治愈,自觉及客观症状均消失。治愈的 8 例汗疱疹患者中,有 2 例于 2 个月后复发,再次服本方 5～6 剂后症状又迅速消退。

体会

凉血消风汤对汗疱疹、表皮癣菌疹、剥脱性角质松解 3 种病均有较好疗效。本文中 1 例汗疱疹患者每年夏季反复发病 3 年,每年持续发病达 3 个月以上,用利血平、氯苯那、苯海拉明内服,外用福尔马林溶液等均未能控制病情,而在单独服凉血消风汤2剂后症状基本消失,服5～12剂后2个月不发病。本方虽然不能阻止病情复发,但再发时症状亦较往常为轻,重复用此方仍有较好疗效。1例剥脱性角质松解,两掌反复弥漫脱屑,工作(炊事员)时局部疼痛不便,病期2个月,反又内服利血平、苯海拉明及外用福尔马林柳酸酊无效,而单独服凉血消风汤6剂即愈。说明本方有一定疗效。

八、多形红斑的中医辨证分型治疗初步报告⑧

第二军医大学第一附属医院皮肤科　　周鼎耀　　郑茂荣

祖国医学有关多形红斑的记载

多形红斑在祖国医学中究竟属于哪一种疾病,以往未见精确考证。巢氏《诸病源候论》曾有“雁疮候”“多著四肢乃遍身……常在春秋二八月雁来时则发”是否即指今日之多形红斑值得考虑。清·吴谦等著《医宗金鉴》“外科心法要诀”有“猫眼疮”的记载。“猫眼疮名取象形,痛痒不常无血脓,光芒闪烁如猫眼,脾经湿热外寒凝”,又云“此证一名寒疮,每生于面及遍身,由脾经久郁湿热,复受外寒凝结而成……宜服清肌渗湿汤(苍术、厚朴、陈皮、甘草、柴胡、木通、泽泻、白芷、升麻、白术、栀子、黄连),外

---

⑧周鼎耀,郑茂荣．多形红斑的中医辨证分型治疗初步报告[J]．皮肤病防治研究通讯,1977,2:95-97.

敷真君妙贴散"。从上述记载及医宗金鉴附图（图258）对猫眼疮是否即指多形红斑而言很值得探讨。所谓"猫眼""闪烁"及从附图所绘，分布面部及对称分布于四肢等，很符合今日多形红斑之部位，以及今日所谓虹彩状损害（光芒闪烁如猫眼）。又记有"一名寒疮……复被外寒凝结而成……但痛痒不常"等。依以上所述，从症候及病程等绝非冻疮及牛皮癣等类皮肤病所能解释，故我们推想所指或即今日之多形红斑。更由《诸病源候论》所记"雁候疮"如确属多形红斑则古人对此病于寒冷因素情况下发病已有实践经验，即雁来时期可发病，其发病季节与今日所见春初及冬季多发似乎一致。

　　陈照龙曾于1963年报道用中药治疗多形红斑20例，一般服药4～6剂，长者10剂可获痊愈，但随访一年有6例复发。陈照龙是根据脾经久郁湿热复感外寒而致病，故辨证治则予以清热燥湿活血化瘀。有风寒表证者予祛风解表行血和血酌去苦寒清热之品。顾伯康1965年用桂枝汤治疗皮肤病报道中，其中一例多形红斑为风寒外束、湿邪蕴阻以致营卫不和，治以调和营卫祛寒化湿，以桂枝汤加减4剂获效，再4剂基本痊愈。此外，天津南开医院中西医结合治疗皮肤病，上海龙华医院中医外科临床手册等均有有关多形红斑的中医处方，上海龙华医院分为风寒及风湿热型，天津南开医院认为本病多属风热证或热入营血所致。上海曙光医院曾以桂枝麻黄各半汤加味治疗冬令多形红斑。

临床治疗观察

1. **病例选择**　我科近年来用中药治疗多形红斑,收到较满意的效果。其中 15 例观察了全部病程(男性 5 例,女性 10 例),年龄 12－52 岁。发病季节:12 月至次年 2 月 7 例,3－5 月 3 例,6－8 月 1 例,9－11 月 4 例;9 月至次年 2 月份发病只有 1 例,说明主要在寒冷季节发病。皮疹具有典型多形红斑皮肤损害,为红斑、丘疹及风团样皮疹,部分有水疱、大疱及典型虹彩状表现。除 1 例无明显自觉症状外,其余均具有不同程度的瘙痒感,1 例有疼痛感。皮疹部位多为典型分部,如面颊部、颈部、两手背及足背。3 例属风热型,疹色鲜红。其中 1 例皮疹分布广泛,遍及四肢及口腔、外阴黏膜,并有发热,体温达 38℃。

舌诊:舌尖红或舌质淡红者 7 例,舌质红者 3 例,舌体胖有齿印者 2 例。舌苔白及白腻者 14 例。脉象:滑脉 4 例,弦及弦浮脉 3 例,脉数弦带滑者 1 例,数脉 3 例,少数更有沉细滑等兼脉。

其他有关病史:既往曾在冬季发过类似病者有 8 例,有明显怕冷感觉者 5 例,6 月及 8 月份发病者各 1 例。

2. **分型、方药及疗效**　根据中医理论及实践经验分为风寒及风热两型,这不仅符合中医基本理论,而且与西医的所谓本病多见于秋冬寒冷季节也是一致的。

（1）风寒型：12 例，寒象明显，多于寒冷时期发病，舌苔薄白或白腻，脉象滑。皮疹虽红但色不鲜艳而暗，有的喜热饮，月经不调等多属于寒证。多形红斑发病较急，常有风团样皮疹及红斑，自觉多有瘙痒，多数病员伴有全身不适，如伤风感冒征象，加之关节酸痛，脉浮均说明外风伤人，风邪侵犯肌表皮肤而致病。

根据辨证的初步体会采用两种方剂，一方为桂枝麻黄各半汤加减：桂枝 6～9g，麻黄 6g，制川乌 6g，赤芍 9g，甘草 3～6g，生姜 3 片，大枣 5 枚。上肢关节痛加羌活，下肢关节痛加独活。个别患者睡眠不好，舌尖红，心火旺者酌加淡竹叶及茯苓。其他可根据辨证原则加酸枣仁、枸杞子等。此方主要用于寒象明显的 12 患者。一般疗效迅速，未见不良反应，服药 3～10 剂均获痊愈。有的患者以往用多种西药治疗仍反复发疹甚至拖延数月不愈，经服中药后不仅皮疹消退快，而且自觉全身舒服，精神愉快。说明采用桂枝麻黄各半汤加减治疗多形红斑还是比较满意的。

（2）风热型：3 例常发热，多夏天发病，皮疹色鲜红或水疱糜烂，无怕冷，口渴欲饮，自觉痒痛，舌质红或尖红，脉数带弦滑等又均符合风热之证。至于湿的征象并不显著，我们认为也不能仅以皮肤水疱糜烂等定为湿的征象，从整体及与风寒型相对应，还以分为风热型更为适合。

本型以清热解毒为主,活血利湿为辅。药用荆芥、苍术、赤芍、丹参、红花、忍冬藤、生苡仁、茯苓皮、牡丹皮、板蓝根、生甘草。暂称为"多形红斑二方"。共治 3 例,第 1 例患者(例 13)夏季发病,病程反复发作 10 个月之久,西药无显著疗效,体温高达 38℃,全身满布皮疹,口腔、外生殖器糜烂,细菌培养草绿色链球菌及金黄色葡萄球菌生长。经用西药口服及注射,病情不见好转,皮疹水疱不断新发,后经服以上方剂 3 剂皮疹消退,8 剂痊愈,4 个月后随访未见再发。第 2 例患者(例 14)冬季发病,病程 8 个月,两手背散布鲜红色斑疹及环形红斑,曾服多形红斑一方 6 剂未见效,后改二方 3 剂即愈,4 个月后随访未见复发。第 3 例患者(例 15)夏季发病,病期 12 天四肢、躯干散布红斑及风团样疹,或为虹彩状红斑,手足轻度水肿,剧痒,病情进行性加重,体温 37.4~37.5℃,抗"O"625 单位,红细胞沉降率 11mm,咽拭子培养为肺炎双球菌、卡他双球菌、酵母样菌、四联球菌,服二方 4 剂后皮疹明显变平,但手足仍明显水肿。原方加车前子,再服 2 天后肿减轻,共服 12 剂后治愈。

所有 15 例患者在中药治疗中,除第 15 例曾同时外用止痒剂外,其余均未再用任何其他内外用药。

附表 15例诊治概况表

病例	性别	年龄	病程	发病季节	舌诊	脉象	分型	方剂	服药剂数	备注
1	女	17	1周	冬	质红,苔白腻	弦	风寒	桂枝麻黄各半汤	5	
2	男	25	1周	秋	尖红,苔薄白	浮弦	"	"	6	服3剂明显好转
3	男	28	20天	冬	白腻	沉滑	"	"	10	服5剂明显好转
4	女	31	1个月	秋	薄白腻	细	"	"	6	服3剂明显好转
5	女	33	1个月	春	白腻	沉细	"	"	10	服5剂明显好转
6	女	12	20天	冬	尖红,	滑	"	"	9	服3剂明显好转
7	女	27	4天	春	尖红,白腻	滑	"	"	5	服5剂明显好转
8	男	30	4天	春	苔薄白		"	"	3	1周后痊愈
9	女	52	2个月	冬	"	沉细	"	"	10	服5剂明显好转
10	女	29	1周	冬	"	细	"	"	6	

（续　表）

病例	性别	年龄	病程	发病季节	舌诊	脉象	分型	方剂	服药剂数	备注
11	男	23	1个月	冬	″	细	″	″	10	服5剂后皮疹消退一半,愈后停药14天又发,再服5剂又愈
12	女	25	1周	冬	″	弦	″	″	18	服6剂明显好转
13	男	23	10个月	夏	尖红	数弦滑	风热	二方	8	服3剂好转
14	女	16	8个月	冬	质红,苔薄白	数	″	″	3	先服一方6剂无效,后改良二方3剂而愈
15	女	27	12天	夏	″	数	″	″	12	服4剂明显好转

注"″"释义为"同上"。

结语

应用中医药理论治疗多形红斑 15 例,均收到满意效果。根据辨证施治原则,提出风寒及风热二种的分型方法。风寒型者由于风寒外袭,营卫不和,治宜散寒解表和营,佐以祛风,选用桂枝麻黄各半汤加减疗效较佳。风热型者较少见,多由风热外感、湿热内蕴而成,治宜清热解毒佐以祛风利湿,可用多形红斑二方,疗效亦较满意。综上所述,只要辨证正确,予以正确施治,中医对多形红斑疗效至少是优于一般西药疗法的。虽然类固醇激素有一定价值,但不良反应亦较多,故中医药治疗多形红斑实为可以优先采用及进一步实践研究的一个课题。

九、七叶一枝花酊临床外用及对毛虫与
蜂蜇皮炎实验治疗观察[9]

第二军医大学第一附属医院皮肤科　郑茂荣

第二军医大学第一附属医院药局　赵文亭　赵国璋

七叶一枝花根含蚤休苷、薯蓣皂苷、薯蓣皂苷元等多种皂苷。有平喘止咳及抗菌作用。主治痈肿、疔疮、慢性气管炎及蛇虫咬伤等。我们初次试用七叶一枝花酊治疗毛虫皮炎、蜂蜇等取得较好疗效,为进一步证实其疗效,又进行了实验性毛虫皮炎及观察七叶一枝花酊的作用,

⑨郑茂荣,赵文亭,赵国璋. 七叶一枝花酊临床外用及对毛虫与蜂蜇皮炎实验治疗观察[J]. 中华皮肤科杂志,1984,17(1):21-23.

其结果与临床相一致。现将临床与实验情况报告如下。

七叶一枝花酊临床外用

1. **药物制备**　将七叶一枝花饮片 2000g 研成粉末，用 50％乙醇 10 000ml 浸泡 3 天，取出浸液，再用同量 50％乙醇浸泡药渣 3 天，取 2 次浸液合并，过滤，加适量 50％乙醇，制成 10％（及 20％）七叶一枝花乙醇溶液，简称七叶一枝花酊。用试纸法及比色目测法测得其 pH 均为 7.0，备用。

所用的七叶一枝花经我校药学系生药教研室张令仪讲师鉴定为百合科植物七叶一枝花（*Paris polyphylla* Smith）。

2. **治疗情况**

（1）治疗毛虫皮炎 21 例，其中 7 例发病前有明确的毛虫接触史，其余 14 例亦均系夏秋季在城市郊区发病，有可疑的毒毛接触史。因均系临床患者，无法鉴定为何种毛虫。患者年龄 17－48 岁；男性 8 例，女性 13 例；21 例患者均自觉刺痛，其中 5 例还伴有刺痒感；皮疹表现为红色斑片 3 例，红肿 2 例，红色风团 1 例。其中 6 例患者经用放大镜查局部找到毒毛，其余 15 例无明显皮疹，虽未用放大镜检，但用手向一个方向抚摸均有刺痛，朝反方向则不痛，发病部位计面颊部 1 例，背部 2 例，四肢 18 例；局部用 10％七叶一枝花酊者 14 例，涂 20％七叶一枝花酊者 7 例，4 例患者在发病后半小时内涂药，17 例患者在发病当日涂药,每日涂 1～2 次。结果:15 例患者(10 例涂 10%,5 例涂 20%)涂药一次后当即止痒止痛,有皮疹者皮疹亦随之消失而愈,故未重复涂药,占 71.43%。本组中 5 例患者部分损害涂布 50%乙醇溶液以资对照,未收到任何疗效,次日改涂七叶一枝花酊立即止痒止痛;5 例(3 例涂 10%,2 例涂 20%)涂药一次后仅能止痛止痒 1～4 小时,在涂药 2 天后始愈,占 23.81%;1 例(涂 10%七叶一枝花酊)涂药 3 天后愈,占 4.76%。在本组 21 例中,14 例涂 10%七叶一枝花酊与 7 例涂 20%七叶一枝花酊两者疗效比较,经统计处理,结果 $P > 0.05$,说明两者相差不显著。

(2)治疗蜂蜇皮炎 16 例,均为家养蜜蜂蜇所引起。2 例为首次被蜂蜇。其余 14 例为养蜂人,既往有蜂蜇史。患者年龄 10—47 岁;男性 12 例,女性 4 例,16 例患者均有轻度疼痛到明显疼痛或剧痛发病前均有蜜蜂蜇史。皮疹表现为局部明显红肿者 3 例,大片红斑 1 例,皮肤上仅有 1 蜇者 12 例;被蜇部位计头面部 7 例,上肢 6 例,颈部 1 例,下肢 2 例;16 例均外用 10%七叶一枝花酊,受蜇后立即涂药者 14 例,1 小时后涂药者 1 例,次日涂药者 1 例。结果:13 例患者涂药 1 次后,其中 12 例患者立即止痛,水肿消退或不发生(既往被蜂蜇后均疼痛,而且明显水肿,水肿直径至少在 1cm 以上),1 例无效,涂药后未能止痛,3 例患者分别在被蜇后 5 分钟、1 小时及次日涂药,每日涂药 2 次,除涂药当时疼痛减轻外,红肿痛均于第 2 日始全部消退。

七叶一枝花酊实验治疗观察

1. 药物制备　同临床外用。

2. 选用毛虫及虫种鉴定　本实验选用上海郊区最多见的中国绿刺蛾幼虫(杨辣子)。首先从榆树上采集 18 条同种老熟毛虫,其中 6 条用 95％乙醇固定,10 条待其结茧,并孵出蛾,以备鉴定;另 2 条备制作皮炎模型用。

蛹经 21 天后即成蛾出茧,主要根据成蛾,会照朱弘复等蛾类图册来鉴定,我们所选用毛虫符合中国绿刺蛾(*Parasa sinica* Moore)幼虫,属鳞翅目(*Lepidoptera*)刺蛾科(Euleidae)。

3. 制作皮炎模型　先取中国绿刺蛾毛虫的毒毛瘤上毒毛 6 根,放在受试者(作者本人)前臂屈侧皮肤上,观察 20 分钟,不发生任何反应。然后用金属镊子在毒毛及皮面上轻轻涂擦,涂擦面积为 3cm×1cm,在放大镜下发现毒毛尖端随即刺入皮肤,不易落下,再涂擦 1.5 分钟时局部皮肤刺痛,即停止涂擦,15 分钟时在涂擦部位发生 1 片 3cm×1 cm 红斑,红斑持续 20 分钟仍未消退。而不用毒毛的对照侧仅发生短暂之红斑,没有刺痛感。再用该虫茧壳(结茧第 2 天)上的毒毛 6 根,以同样方法,亦使之发生红斑及刺痛,证实该虫毒毛可引起毛虫皮炎,而红斑之发生亦非单纯的刺激所引起。遂决定用刚结茧 2～6 天的茧壳上毒毛制作动物的毛虫皮炎。

取健康白兔 4 只,每只体重 2000～2500g,另取健康
豚鼠 4 只,每只体重 300～400g,选择这两种动物腹部为
试验区,先用剪刀将毛剪短,再用保安刀将局部毛剃光,
待 6 小时后视局部无刺激反应,再在腹部两侧各放上茧壳
上之毒毛 6～8 根,然后用金属镊子轻轻涂擦 2～3 分仲,
涂擦面积均为 2cm×2cm,使毒毛尖端部分刺入反肤,5～
25 分钟后,所有动物腹部两侧均发生皮炎,兔表现较重,
为 2cm×2cm 红斑水肿,豚鼠表现较轻,为 2cm×2cm 红
斑。另取对照兔及豚鼠各 1 只,以同样条件去除腹部毛,
在腹部一侧以同样条件用金属镊子涂擦 2～3 分钟,结果
亦发生淡红色斑,停止涂擦后红斑仅持续 1～2 分钟,无水
肿发生。说明前者试验组兔及豚鼠发生之红斑及水肿可
能不仅是机械摩擦引起,更主要是毒毛作用。

　　4.七叶一枝花酊治疗毛虫皮炎　兔及豚鼠腹部两侧
之皮炎,左侧治疗,在发生红斑水肿或红斑 5 分钟后,即开
始涂 10％七叶一枝花酊连续 3 遍,此后不再涂药,不拔去
毒毛;右侧对照,兔 1 及兔 2 涂 50％乙醇溶液连续 3 遍作
对照外,其余均不用任何药物,亦不拔去毒毛。涂药后 2
小时内随时观察损害变化,以后在第 4、第 6 小时各观察
一次,再每日观察一次,直至损害全部消退,记录时间(附
表)。兔之红斑水肿基本同时消退。大部分动物在第 2 天
腹部两侧毒毛即不太看得出,第 3 天全部动物基本上找不
到毒毛,这点与王侠生等报告的病理所见相一致。

附表 兔及豚鼠毛虫皮炎损害* 消退时间

| | 治疗组 | 对照组 | |
	涂七叶一枝花酊	不涂药	涂乙醇
兔 1	6 小时		5 天
兔 2	10 分钟		5 天
兔 3	24 小时	5 天	
兔 4	1 小时	6 天	
豚鼠 1	20 分钟	24 小时	
豚鼠 2	20 分钟	24 小时	
豚鼠 3	40 分钟	24 小时	
豚鼠 4	20 分钟	24 小时	

* 兔损害指红斑水肿,豚鼠损害指红斑。

5. 毛虫浸液 pH 测定 取中国绿刺蛾老熟幼虫,分别浸泡于蒸馏水、95％乙醇及 25％二甲基亚砜溶液各 6ml 中,每种溶液中各放老熟幼虫 1 条,先测 pH,在浸泡 24 小时后 3 种溶液 pH 均为 7.0;浸泡 7 天后,蒸馏水 pH 为 6.8,乙醇及二甲基亚砜仍为 7.0。

讨论

我们在临床上对毛虫皮炎一般外涂氯水、醋酸、洗剂及可的松类霜等,疗效均不甚满意,较难迅速减轻患者之痛苦。我们在涂 10％～20％七叶一枝花酊后可以立即止痒止痛,皮疹消退亦快。症状立即消退者占 71.43％,2 日后症状消退者占 23.81％,3 日后症状消退者占 4.76％,疗效是显著的。10％与 20％七叶一枝花酊两种浓度疗效经统计处理无明显差别。

　　10％七叶一枝花酊局部治疗蜂蜇皮炎疗效亦较佳，16 例中仅 1 例无效，其余 15 例均能立即止痛，对大部分患者均可阻止其红肿之发生或促使红肿之消退。但治疗时除应将蜇入皮肤的尾刺拔出外，尚应将药液涂擦入蜇孔中，以促使药液生效。关于七叶一枝花酊的疗效主要是其中的七叶一枝花，而乙醇无明显作用。如在毛虫皮炎患者中，有 3 例患者曾选一半损害涂 50％乙醇溶液对照无效，而于次日改用七叶一枝花酊后始立即止痛止痒。在应用七叶一枝花酊后，除局部皮肤轻度发黏外，未见其他不良反应。总之，通过以上临床试用，我们初步认为 10％～20％ 七叶一枝花酊对毛虫皮炎、蜂蜇有较好疗效，该药来源方便，有临床应用价值。

　　本文实验部分中，用 10％七叶一枝花酊局部涂布动物毛虫皮炎有明显疗效。8 只动物的治疗侧与对照侧经统计处理，结果 $P < 0.01$，说明疗效显著。结合我们临床上曾用 10％～20％七叶一枝花酊治疗毛虫皮炎有明显疗效，可迅速止痛止痒及促使皮疹消退，我们推荐用 10％七叶一枝花酊治疗毛虫皮炎。

　　关于七叶一枝花酊对毛虫皮炎的疗效不是酸碱中和作用，而可能是解毒或中和毒素作用，因我们测得 10％及 20％七叶一枝花酊的 pH 均为 7.0，而毛虫蒸馏水、乙醇及二甲基亚砜溶液 pH 亦为 7.0。当然其解毒的作用机制尚待近一步探讨。

十、紫草治疗玫瑰糠疹的临床观察⑩

第二军医大学第一附属医院皮肤科　郑茂荣

紫草（*Lithosper official L. Var. Erythrorhlzon Maxim*）是中药的"清热凉血药"之一，具有凉血活血、解毒透疹的功效。1972 年中山医学院第二附属医院皮肤科报道紫草治疗玫瑰糠疹有良好疗效，治愈率达 52.9%，平均服药 9 剂即愈。我们应用紫草治疗玫瑰糠疹 21 例，效果显著。现报告如下。

临床资料

1. 病例分析

（1）性别：男性 19 例，女性 2 例。

（2）年龄：12—17 岁 2 例，18—43 岁 19 例。

（3）病期：3～10 天 9 例，13～20 天 6 例，21～30 天 4 例，40 天至 3 月 2 例。

（4）病情分期：进行期 13 例，静止期 8 例。

（5）皮疹分型：丘疹型（以粟粒大红色丘疹为主，有少许鳞屑性红色斑疹及斑片）8 例（其中 1 例以后转变为湿疹样型）；斑疹斑片型（以鳞屑性红色斑疹、斑丘疹、斑片为主，或尚伴有少许粟粒到高粱粒大红色丘疹）10 例；湿

⑩郑茂荣．紫草治疗玫瑰糠疹的临床观察[S]．学术资料（中西医结合专辑），第二军医大学，1975：83-85．

疹样型(除有红斑丘疹外尚有糜烂、渗液或水疱)3 例(其中 1 例伴继发感染)。21 例中 5 例有母斑。

(6)发疹部位:发于躯干及四肢近心端 19 例(同时尚累及面颈部 6 例);发于躯干及两上肢者 2 例(同时尚累及面颈部 1 例)。

(7)自觉症状:剧痒 1 例;中等痒 8 例;微痒 12 例。

(8)前驱症状:发疹前有"感冒"史者 3 例。

(9)其他:伴发热者 3 例,分别为 37.5℃、38℃、38.4℃。21 例中发现 2 例发病前有用过库存蚊帐及穿库存工作衣史。大部分患者舌象、脉象无特殊,除红色皮疹外无其他明显热象的证候,仅个别患者有舌质红及口渴欲饮的症状。

2. 治疗方法　紫草每日 15g,水煎,分 2 次服(21 例中有 5 例尚加生甘草每日 3g),服至痊愈。

3. 治疗效果　21 例中治愈 20 例,治愈率 95.4%。10 天内治愈 5 例,20 天内治愈 12 例,20 天以上治愈 3 例,平均治愈日为 13.8 天。1 例治疗,46 天显著好转(胸部尚有 2 片指甲大红斑未愈),出院后又历 10 天而自愈。

4. 服紫草期间不良反应及其他实验室检查　1 例患者(未服甘草)发生头晕、肝区痛,但血压及肝功能检查正常;另 1 例患者(未服甘草)服药前血压 120/70mmHg,服药 4 天后头晕,血压 136/88mmHg,继续服药血压又恢复正常。其余 19 例服药后均无不适。

在治疗前、中、后曾检查血常规者 14 例、红细胞沉降率 4 例、尿常规 2 例、肝功能[包括硫酸铜浊度试验、麝香草酚浊度试验、转氨酶（SGPT）]12 例、24 小时尿 17 酮 17 羟测定 5 例、测量血压者 3 例,均未见明显变化。

讨论

21 例玫瑰糠疹经连续内服紫草,每日 15g,结果 20 例治愈,1 例显著好转。在服紫草前其中 2 例曾内服氯苯那敏、维生素 C;2 例照紫外线疗效均不显著。2 例服紫草期间曾同时内服氯苯那敏、维生素 C,1 例曾同时外用 2％鱼石脂止痒摇荡剂,但均未用其他特殊疗法,故认为玫瑰糠疹的治愈主要是紫草的功效。

玫瑰糠疹为自限性疾病,病程一般认为 1～2 个月,少数可持续数月不愈,我们曾遇到 8 个月甚至 1 年不愈者。本文 6 例病期较长者,平均治愈日略短;如病期 21～30 天者 4 例,平均治愈日 11 天;病期 40 天至 3 个月者 2 例,平均治愈日 11～15 天。而另外 4 例病期较短者平均治愈日略长,如病期 3～10 天者 8 例,平均治愈日 14.3 天;病期 13～20 天者 6 例,平均治愈日 14 天。20 例的平均治愈日 13.8 天,比一般的自然病程有所缩短。特别与紫外线照射及氧气皮下注射疗法等相比,本法效果好,应用方便、经济,无任何不良反应。

在内服紫草过程中有 10 例患者在服药 2～3 天皮疹

开始颜色变淡、变平，不再新发，瘙痒消失；有 4 例患者 4～5 天症状始减轻；少数患者服药 1 周后仍有新发皮疹。皮疹之消退顺序是红色血疹、斑片先于丘疹，躯干部皮疹先于四肢。愈后仅个别患者遗色素沉着或色素减退斑。

紫草对不同皮疹类型玫瑰糠疹的疗效方面似无明显差别，如本文丘疹型平均治愈日 13.1 天；斑疹斑片型平均治愈日 14.2 天；湿疹样型平均治愈日 13 天。由于病例较少，尚待进一步观察。

紫草用量方面我们认为每日 15g 即可，不必加甘草。但有 1 例起初每日服紫草 15g，1 周后未见明显疗效。将剂量加倍后，皮疹明显消退。说明加大剂量还可能提高疗效。我们的疗效比以往文献报道较高，可能与连续内服紫草有关。

玫瑰糠疹患者有红色皮疹，中医辨证为"血热"，虽然大部分患者无明显其他"热象"，但是紫草对本病的疗效仍可用"清热凉血"解释。由于玫瑰糠疹病因尚不清楚，如何用现代科学方法来阐明紫草的作用机制，有待进一步研究。

十一、黄芩甙治疗寻常银屑病近期疗效初报[①]

第二军医大学第一附属医院皮肤科

郑茂荣　谢　勇　张瑞珍

第二军医大学药学院植物化学教研室　廖时萱

我们试用黄芩苷(baicalin)治疗寻常银屑病收到了较好而肯定的疗效,简要介绍如下。

材料与方法

1. 病例选择　共治疗寻常银屑病患者 38 例,其中男 25 例,女 13 例;年龄 21—83 岁;病期 7～35 年;冬季型 19 例,夏季型 4 例,全年均发作者 12 例,秋季或春秋季加重者 3 例,38 例均属进行期。皮损为斑块者 34 例,点滴状 4 例;皮损分布于躯干及四肢(或加头皮)者 33 例,头皮及四肢或头皮及腹部或四肢者 5 例;皆有不同程度的瘙痒。38 例中有 34 例都是在应用多种内外用药无效后改用黄芩苷的,余 4 例均为初次治疗。患者均连续服黄芩苷 4～12 周,平均 7.4 周。

2. 给药方法

(1)第一组 18 例,所用黄芩苷系上海中药制药一厂生产,每片 100mg,每日服 8 次。9 例每次服 2 片,7 例服 4 片,2 例服 8 片。治疗期间不加用任何其他药物。

---

①郑茂荣,谢勇,张瑞珍,廖时萱. 黄芩甙治疗寻常银屑病近期疗效初报[J]. 中国皮肤性病学杂志,1990(4):217-218.

（2）第二组 20 例，所用黄芩总苷由我校药学院植物化学教研室从生药黄芩中提取，每胶囊含黄芩总苷 100mg，每次服 3 粒，每日 3 次。治疗期间，有 5 例将原来一直外用的氯倍他索软膏改为地塞米松霜，2 例外用尿素霜，其余 13 例不加用任何其他药物。

3. 疗效评定标准　痊愈指症状及皮损全部消退，基本痊愈指 95％以上皮损消退；显效指 80％以上皮损消退；好转指红斑变淡，鳞屑减少，部分皮损消失，或尚有少许新发皮损；无效指红斑稍变淡但不再继续好转，或新皮损，或治疗 4 周以上仍不见效者。

结果

见附表。

附表　黄芩苷治疗银屑病疗效观察（例）

	例数	治愈	基本治愈	显效	好转	无效
第一组	18	2(11.11％)	2(11.11％)	6(33.33％)	6(33.33％)	2(11.11％)
第二组	20	3(15.00％)	2(10.00％)	4(20.00％)	9(45.00％)	2(10.00％)
合计	38	5(13.16％)	4(10.23％)	10(26.32％)	15(39.47％)	4(10.53％)

不良反应

38 例中有 19 例曾做治疗前后血及尿常规检查，7 例做肝功能检查，均正常。38 例服黄芩苷后均无自觉不适，未见银屑病加重者。有 1 例患者伴"慢性胃炎"经常胃部不适，服黄芩总苷后胃部感觉良好。

讨论

Uotila 等及 Grabbe 等分别发现银屑病患者的血清和皮肤中白三烯 B_4（LTB_4）值较正常者为高。我们亦发现银屑病患者多形核白细胞的随机移行对低浓度 LTB_4 的趋化反应显著增强。根据黄芩苷元可选择性地抑制血小板中的脂氧合酶，使 LTB_4 的形成减少，由此推测黄芩苷也可能会使银屑病者的 LTB_4 减少，而使病情缓解。因此我们进行了以黄芩苷治疗银屑病的疗效观察。

本组 38 例中治愈及基本治愈者 9 例，占 23.39%；显效 10 例，占 26.32%，好转 15 例，占 39.47%。总有效率 89.47%。第一组中，个别患者服药 8 天即有效，半数以上患者在 1～8 周见效，第二组中半数患者在 2～4 周内见效。本组患者的疗效难以排除因季节变化而带来的病情缓解，但就两组治愈及基本治愈的 9 例患者都是在病情进行期，并应用多种内外用药无效后，改用黄芩苷后治愈的，而且其中 8 例不加其他药物，所以可以确认黄芩苷对银屑病的疗效。第一组中有 1 例去年用黄芩苷基本治愈的银屑病患者今年又复发，提示黄芩苷不能阻止银屑病复发。且两组中均有无效者，各占 10.53%。两种黄芩苷产品的疗效似无明显差别。

虽然本组的治愈率只是 23.39%，仍不失为治疗银屑病的有效药物，而且其不良反应亦不明显，值得推广应用。至于其发挥疗效的机制尚待进一步探讨。

十二、白花蛇舌草治疗寻常痤疮18例初步报告[⑫]

第二军医大学第一附属医院皮肤科 郑茂荣

最近我们用白花蛇舌草试治寻常痤疮18例,收到较好的疗效。报告如下。

临床资料

18例中男12例,女6例;年龄16—40岁;病期1月至10年;发疹于面部者14例,面部及背部者2例,面部及胸背部者2例;皮疹仅为红色丘疹及黑头粉刺者9例,其中伴脓疱者3例,伴脓疱及结节者1例,伴较多结节者5例。

处方及用法

白花蛇舌草9～12g,水煎,每日1剂,分2次服。一般服6～16剂。不伴用任何其他内外用药。

疗效及反应

18例中临床症状消失(指红色丘疹及粉刺消失)4例;显著好转(指皮疹消退达80%～90%,仅尚可见个别丘疹、脓疱或少许黑头粉刺)11例;好转(指红色丘疹及粉刺减少)2例;无效1例。其中15例皆于服药5～6天红色丘疹、脓疱、粉刺等皮疹消退达80%～90%,或基本消退,但在继续服药后粉刺消退仍甚慢。6例患者有结节,而且其中4例患者有较多红色或皮色绿豆到蚕豆般大结

⑫郑茂荣.白花蛇舌草治疗寻常痤疮18例初步报告[J].皮肤病防治研究通讯,1977,2:90-91.

节,除 1 例服药 6 剂无效外,其余均于服药 6 剂后结节全部消退。3 例停药后不久红色丘疹复发。除 1 例患者在连续服药 10 天后觉口干外,余无不良反应。

讨论

寻常痤疮是青壮年的多发病,有效疗法不多且迁延多年不愈。根据上述疗效分析,我们认为白花蛇舌草治疗寻常痤疮,尤其对红色丘疹、脓疱及结节的效果是比较满意的。而且服用方便,不必再外用药,更为患者所欢迎。

15 例患者服药后首见红色丘疹、脓疱及结节消退,而粉刺消退较慢。有 8 例服药 10 天后红色丘疹明显减少,但仍有个别新发红色丘疹,服药 2 个月后复诊,红色丘疹全部消退,无新发疹,但仍有少许粉刺存在。提示白花蛇舌草的消炎作用可能较好。服药后部分患者自觉面部皮脂减少,推想白花蛇舌草可能有抑制皮脂腺分泌的作用。尤其值得指出的是 6 例有结节的患者,不论结节大小及多少,除 1 例外,均于服药 3～6 天后全部消退,说明白花蛇舌草治疗硬结节痤疮有较好的疗效。

在剂量方面,每日 9g、15g 或 30g 都有疗效。但 1 例每日服 9g 的患者,服药 12 天后红色丘疹及粉刺虽有减少,疗效却不如其他病例明显。而 1 例左耳前后有较多结节的患者,每日服药 21g,仅服 3 天,结节全部消失,看来剂量增大可能提高疗效。但最合适的剂量还有待进一步探索。

我们随访到个别患者停药已2个月以上病情未见加剧,但亦见到3例停药后不久红色丘疹又复出现,其中1例继续服药仍有效,初步说明近期疗效好。

在不良反应方面,一般认为此药无明显不良反应。本组也只遇到1例服药后有口干,观察了2例患者服此药后血常规均正常。此外,我们曾有2例银屑病患者长期服白花蛇舌草,每日30~45g,分别达30及90天,多次检查血、尿常规均正常,未见明显不良反应。

小结

白花蛇舌草内服对寻常痤疮是一个有效的简便可行的疗法,它对红色丘疹、脓疱及结节疗效较好,这可能是通过消炎作用达到的。每日内服剂量可用9~30克,煎服。一般无明显不良反应。

第八章

案例与病例报告

一、塑料拖鞋皮炎(plastic sandle dermatitis)

记得 1960 年在我校图书馆首次见到美国 *Color Atlas of Dermatology*,其中有一张 sandle dermatitis,是足跗的红肿、糜烂。但我在以后的临床中从未见过这种发于足跗的拖鞋皮炎,只是很快见到表现为两足趾背红肿、糜烂、渗液,自觉瘙痒的表现,很易误为湿疹。

经多年来观察:一种是多发于两足趾背的红斑、肿胀、丘疹、水疱、糜烂,自觉瘙痒,为急性、亚急性皮炎或湿疹样表现;另一种类慢性湿疹样,表现为红斑、苔藓化、瘙痒。也有以斑块为表现,可发于足弓内上侧,或是踝关节内下侧或踝关节前外侧有一片苔藓化或一片皮肤增厚的斑块,瘙痒,呈慢性过程。患者当然有穿塑料拖鞋史,包括只在洗澡时才穿。

治疗:一定要禁止再接触塑料拖鞋,并内服中药湿疹方(参见中药处方)、抗组胺药,外用相应的激素乳膏,如复方酮康唑乳膏或派瑞松等。

二、天疱疮(pemphigus)

根据"千金方"天疱疮六味地黄汤治之,但在临床上发现六味地黄汤对天疱疮并不见效。直到 2018 年 5 月我从免疫学角度思考,天疱疮可能是自体免疫疾病,与红斑狼疮相类似,又试用六味地黄汤加一个红斑狼疮方组成新方:生熟地黄各 12g,山药 15g,牡丹皮 9g,茯苓 9g,泽泻 9g,山茱萸 9g,秦艽 15g,南北沙参各 30g,土茯苓 30g,柴胡 9g,石斛 15g,白芍 9g。治疗天疱疮,取得了很好的疗效,遂命名为"新天疱疮方"。

第一例,是一例 60 岁男性,患红斑性天疱疮 2 年,原来用激素控制不理想。后又一直吃我的六味地黄汤加味有点效果,但亦不能完全阻止新发疹,直到 2018 年 5 月开始,第一个服上述"新天疱疮"中药方,每日 1 剂,煎服,未用外用药。1 周见效,无新发疹,原有皮疹消退,这才引起我对这个自拟方剂的重视。

第二例,2019 年 6 月 4 日,遇 1 例 87 岁的男性,患天疱疮已 1 年余。有前列腺癌史,已手术。近来两侧腹股沟反复发大疱,伴大片糜烂。予服我的"新天疱疮方"。服药 1 周后,就不再新发水疱或大疱,原有糜烂基本消退,Nikolsky 征阴性(即用手指推皮肤,浅表层皮肤不会随之剥脱)。只是在服药 2 周后,右腋窝曾出现一点糜烂。直到 2020 年中秋,患者的夫人告诉我他已吃中药 1 年了,现已停药 3 个月来,天疱疮未发。

第三例,是 1 例 80 余岁老年患者,已患寻常型天疱疮 2～3 年,一直在服激素控制。他是在 2019 年 6 月开始服前述新天疱疮方剂,服药 2 周后不再发新水疱,服中药 3 个月后激素已减为甲强松龙,每日服 1 片。

三、慢性光化性皮炎(chronic actinic dermatitis,CAD)

自 20 世纪 90 年代中期以来,我开始注意慢性光化性皮炎,并逐渐认识此病还是蛮常见的。它可以是面部一小块持久性红色斑块,就像书中慢性良性淋巴细胞浸润一病所述的皮肤表现那样;或是面部弥漫性红色斑片;或是面部、手背湿疹皮炎,就像面部湿疹或接触性皮炎样表现;亦可为面、手背、前臂的慢性荨麻疹样;或为两前臂散在的色素减退的斑点;或为不典型的盘状红斑狼疮样改变等。它的共同特点都是皮疹出现在光暴露部位,春夏发者,冬季自行缓解。治疗外用激素有效,外用氟芬那酸丁酯乳膏(布特)疗效会更好些。用我下列组方会迅速治愈,加用中药和雷公藤多苷片愈后甚至不发了。

治疗方法如下。

1. 雷公藤多苷片 20mg,每日 2 次,连服 1 个月。服 1 个月后要查白细胞,低于 $4 \times 10^9/L$ 者宜暂停。

2. 中药湿疹方(参见中药处方)加柴胡 9g,每日 1 剂,直至治愈。

3. 地塞米松或艾洛松乳膏,每日 1～2 次。

4. 氟芬那酸丁酯软膏(布特),每日 1～2 次。

5. 治疗期间少晒或不晒日光。

一般 2 周可愈,有的需 1 个月左右才愈。愈后再晒日光未见复发。

四、色素性紫癜(pigmentary purpura)

20 世纪 80 年代我发现我的一例 35 岁女性患者,是进行性着色性皮病,注射了 2 次卡古地钠(Sod. Cacodylate)后皮疹就基本消退了,后来再隔天注射 1 次,连用了 10 次,就痊愈了。

2008 年我又发现 1 例 50 岁出头的男性,患进行性着色性皮病的患者,两下肢与臀部有广泛弥漫性色素沉着斑片,部分色素斑上有小片瘀斑或散在瘀点。给他内服一清片,每次 2 片,每日 2 次,结果 2 周就治愈了,一清片含大黄、黄连、黄芩,作用机制尚不清楚。

五、毒性表皮坏死松解型药疹(toxic epidermolytic drug eruption)

21 世纪初,我受邀会诊诊治了 1 例毒性表皮坏死松解型药疹。患者男性,50 岁许,病期 2 天,口服复方磺胺甲噁唑(SMZ)与注射头孢等而发病。面、四肢、躯干,除头皮外所有皮肤均呈弥漫性红斑,表皮松弛如二度烫伤样,两股已全部表皮剥脱露出糜烂。面部、上肢亦有散在片状糜烂。

治疗方法如下。

1. 当即停用磺胺、头孢和青霉素类药物。

2. 服中药清营汤加减:生地黄 30g,元参 9g,黄连 3g,牡丹皮 9g,赤芍 9g,银花 10g,淡竹叶 4.5g,麦冬 9g,天花粉 15g,茅根 30g。

3. 内服红霉素 0.25g,每日 4 次;泼尼松龙 20mg,每日 2 次。

4. 外用 0.1% 地塞米松乳膏,全身皮损封包,每日 1 次。

次日四肢糜烂范围明显缩小,5 天后皮肤情况基本控制,1 周后基本治愈。

六、过敏性紫癜(allergic purpura)

20 世纪 70 年代中期,皮肤科我初次用党参赤芍汤(党参 15g,赤芍 9g,白术 9g,生甘草 6g,阿胶 6g,丹参 9g,大小蓟各 9g,当归 9g,木香 6g,云苓 9g)治疗过敏性紫癜 3 例,患者都只有皮肤紫癜,束臂试验阳性,血小板与血常规均正常值。给予党参赤芍汤 6 剂症状就消退而愈了。

21 世纪初,在嘉兴武警医院与长海医院皮肤科和中医外科,遇到过敏性紫癜多例,患者除皮肤紫癜外,或是初诊时就有肾受累,尿中有红、白细胞甚至有管型,也有在初诊 1～2 周后复诊才出现尿阳性症状。

　　凡患者只有皮肤紫癜者予服党参赤芍汤,外用地塞米松乳膏(或艾洛松、复方酮康唑乳膏)用塑料薄膜封包,每日 1 次,每次 10 小时。待紫癜消退后,改薄涂,连续 3 天,再无新发紫癜,就停外用药,一般 1 个月左右可愈。如有尿检阳性者则再加服雷公藤多苷片(20mg,每日 3 次),注意此药为免疫抑制药,一般服用一个月以上者需查血象,如白细胞低于 4000 者,宜暂停服雷公藤多苷片,这样治疗也要 2～3 周才可见效,坚持 2 个月可愈。本人就遇 1 例,加了雷公藤多苷片治疗 1 个多月仍不见效,不得已去除雷公藤,改服环磷酰胺片,每日 3 次,历时 3 个月后才愈。

七、甲癣(tinea of the nail)

　　20 世纪 90 年代,我们亲历内服伊曲康唑或特比萘芬治疗甲真菌病以来,我一直试想着用抗真菌乳膏封包治疗甲真菌病或念珠菌性甲床炎、甲沟炎的可行性、有效性。从甲沟小皮组织解剖的观点看,其是未来的该指(趾)的指(趾)甲,如果该甲小皮皮肤里面带上抗真菌药了,那就预示该指(趾)甲癣将由正常的甲来替代。只是平时甲小皮外用抗真菌药不被吸收,通过封包浸渍可明显改变真菌药的穿透作用,从而进入上皮内部而发挥抗真菌治疗作用,具体方法是将联苯苄唑乳膏(美克)涂布于手(足)指(趾)的患甲,包括该指(趾)甲沟部位,涂 2～3mm 厚,盖上一片薄薄的棉花,用保鲜膜包裹,再用胶布做指(趾)环状缠绕固定,封包 3～5 天换 1 次,封包后每天可以洗足、洗手或淋浴,如被少量水浸渍效果更好,但不要使封包敷料脱落。

1 例 60 岁男性患者,20 个指(趾)甲悉数污秽增厚,高低不平,两掌、跖亦脱屑,为手癣、足癣、甲癣。手、足癣涂 1‰益康唑乳膏,甲癣用上述封包法,封包 2 周后将增厚、软化的指甲盖修剪变薄,并继续封包,在坚持 2 个月后,改为涂药。历时半年痊愈。

八、结节性痒疹(prurigo nodularis)

病例一,1 例 60 岁女性患者。四肢、躯干有散在褐色、黄豆或小蚕豆大结节,已 12 年,痒。

治疗方法如下。

1. 湿疹方(参见中药处方)加土茯苓 30g,每日 1 剂,分 2 次服,服 3 个月以上。

2. 抗组胺药内服,西替利嗪或依巴斯汀,或开瑞坦等。

3. 复方酮康唑乳膏,涂布,每日 2 次,或封包。

治疗 2 周后结节明显变平;3 周后 80％以上皮疹消

退;1 个月后基本治愈。

病例二,1 例 85 岁男性患者。四肢、躯干有散在黄豆、小蚕豆大,褐色结节已 41 年,痒。给予治疗上述中药内服与复方酮康唑乳膏外用。2 周后症状明显减轻,50% 皮疹消退;2 个月后复查皮疹全部消退。

九、滴状类银屑病(parapsoriasis guttata)

我遇到 2 例滴状类银屑病,均为男性,年龄分别是 50 岁和 30 岁,病期 2～3 年。皮疹为散在针头大淡红色丘疹和指甲盖大或更大的很轻微的白色脱屑性斑疹或斑片,皮疹分布于颈部、躯干和四肢屈侧。不痒。病情全年持续,与季节无关。

治疗方法如下。

1. 内服银屑病 7 号方(见中药方剂)。

2. 外用氯霉素地塞米松乳膏(氯地乳膏)。

均历时 2～3 个月治愈。

十、慢性溃疡(chronic ulcer)

1. 静脉曲张性溃疡(varicose ulcer)　近 20 年来我在长海医院和嘉兴武警医院,先后遇到 11 例静脉曲张溃疡,都是给予"八珍汤加减"。11 例患者年龄在 50—60 岁,大多为男性。个别患者有局部被自行车碰破史。病期 3～18 年。皆有小腿静脉曲张。溃疡数为 1～3 个,小的如蚕豆,大的如手掌,溃疡表面或无脓肿或有少许脓液。

治疗方法如下。

(1)八珍汤加减:白花蛇舌草 60g,黄芪 30g,党参 15g,白术 9g,茯苓 9g,甘草 6g,熟地黄 12g,当归 9g,川芎 9g,赤芍 9g,栀子 9g,黄柏 9g,黄芩 9g。水煎,每日 1 剂,分 2 次服。连续服用,方药固定,中间不必增减药物。

(2)莫匹罗星软膏,外用,每日 2 次。

(3)如脓液呈黄绿色,有特殊臭味者,则需外用磺胺嘧啶银乳膏。

11 例溃疡患者在用药后 10~20 天大部分痊愈,仅 1 例患者 1 月才痊愈。

2. 小腿慢性溃疡(ulcer of the leg)　这是 20 世纪 70 年代的事。患者女性,50 余岁。右胫前有 2 片蚕豆大溃疡,边缘整齐,无脓液,病期 8 个月,不痛不痒,无明显静脉曲张,无糖尿病及贫血史。

给予"八珍汤加减",外用氯霉素黄连素软膏,治疗 10 余天而愈。

3. 足跟部慢性溃疡(ulcer of the foot)　20 世纪 70 年代中期,1 例 70 多岁男性患者,右足跟部大片溃疡,边缘柔软,无触痛,病期 1 年余。患者无糖尿病史,无静脉曲张史,口腔无黏膜疹史,亦未见典型扁平苔藓皮疹史,我按扁平苔藓足跟溃疡诊治。给予"八珍汤加减",并外用异烟肼乳膏外用,20 天治愈。

4. 耳前溃疡(ulcer infront of the ear)　1例60岁男性患者,因右耳前一肿块,手术后创口不愈已1年,该处有2cm×1cm溃疡,有少许渗液,以探针探测未见有金属异物,细菌培养为金黄色葡萄球菌。诊断为右耳前创口慢性溃疡伴瘘管形成。

给予"八珍汤加减",外用氯霉素黄连素软膏,历时1个月创口愈合。但1个月后原创口处又出现溃疡,再次入院,怀疑局部有异物,用镊子、探针发现,溃疡里面有一根橡皮引流条,取出引流条,再给予八珍汤加减内服,历时1个月溃疡真的痊愈了。

十一、带状疱疹(herpes zoster)

带状疱疹或带状疱疹绵延不愈者,特别是带状疱疹后神经痛(post-herpetic neuralgia)者。

治疗方法如下。

1. 龙胆泻肝汤(丸),龙胆草9g,栀子9g,炒黄芩9g,柴胡9g,生地黄9g,车前子9g,泽泻9g,当归9g,生甘草3g,去木香(木香成分含马兜铃,伤肾,去除后不影响疗效),内服15~45天。

2. 伐昔洛韦,0.3g,每日2次,服10天。

3. 腺苷钴胺,0.5mg,每日2次。

该组合短则15天,多则45天均可治愈。

十二、局限性硬皮病(localized scleroderma)

我治愈了 3 例局限性硬皮病。1 例为胸部弥漫性局限性硬皮病,住院治疗,另 2 例为门诊患者,分别为股部与前臂局限性硬皮病。

治疗方法如下。

1. 0.1％地塞米松,50％ DMSO(二甲基亚砜)溶液,局部用 2 层纱布敷盖于皮疹上,加上溶液浸湿,外加塑料薄膜封包,每日 1 次,每次 2 小时。

2. 中药方,生黄芪 12～24g,党参 12g,白术 9g,茯苓 12g,当归 9g,赤白芍各 12g,川芎 9g,红花 9g,泽兰 12g,麦冬 9g,生熟地黄各 12g,桂枝 9g。每日 1 剂,服 15 天。

3. 维生素 E 胶丸,400mg,每日 2 次,服 10 天。

用药 10 天 3 例均治愈。胸部硬皮病 1 例,经封包治疗 2 周后,硬板状皮肤即变软如正常皮肤,愈后随访 1 年未发。

十三、白癜风(vitiligo)

头面部白癜风容易治疗,面积广泛的难治,我见到几例白癜风女性在胸前部、乳房部和三角裤穿戴的部位发生白癜风,令我很快想到其松紧弹力胸罩、三角裤与发病可能有关。是织物的材料还是织物的物理结构损伤致皮肤色素失调而发病?

首要治疗是在去除病因或可疑病因,不用舒肤佳、六神沐浴露、花露水,以及药用沐浴露和洗涤剂及洗手液等,面部避免用护肤用品。

1. 中药方,白蒺藜 9g,补骨脂 9g,菟丝子 9g,白芷 9g,黄芪 30g,党参 15g,甘草 6g,茯苓 9g,白术 9g,熟地黄 12g,当归 9g,川芎 9g,赤芍 9g。每日 1 剂,可连服 2 个月或直至治愈。

2. 盐酸氮芥乙醇,外用,每日 2 次,连续外用,直至治愈。中间不宜随便停用! 如停 1 周后再用常会引起过敏。

3. 外用丙酸氯倍他索乳膏,或艾洛松、适确得乳膏。

十四、鲜红斑痣与毛细血管瘤的激素封包疗法

鲜红斑痣与毛细血管瘤这两个病都有自行消退的可能性,但遇到患者时则很难具体预测,采用一些有效而不良反应又不明显的疗法,应是我们理想的选择。

因已有人给予内服激素治疗毛细血管瘤有效,提示我应用局部强效激素封包治疗血管瘤的可行性。我采用了激素封包疗法取得较好的效果。

我选择了 2 例 3—4 岁患有鲜红斑痣的男孩,他们的皮疹分别是臀部与头皮,1 例臀部者为钱币大,另 1 例头皮皮疹为小孩手掌大。他们分别用复方酮康唑乳膏(含丙酸氨倍他索)及艾洛松乳膏,均用塑料封包,臀部者 1 周即愈,头皮者历 10 天基本治愈,愈后无皮肤萎缩或色素

改变。

十五、洗涤性包皮龟头炎
(washing balanoposthitis)

洗涤性包皮龟头炎是我近 10 年来常会遇到的一种皮肤疾病。当然它是一种男性专有的病。常见年龄是 40－50 岁,患者着装干净、整齐。主诉下身讲不清楚的包皮龟头处的不适,也有诉说有点痒,自觉干燥,医师一看只见包头内叶与龟头表皮干燥,有的患者龟头上有 1～2 片小片状红斑,或还伴有少许几个针头大红色丘疹,没有脓液,没有包皮龟头红肿,完全不像因包茎或包皮过长而伴发的包皮龟头炎。我对其中有的患者刮片找到菌丝与芽生孢子,肯定其有念珠菌感染。细问所有患者都有清洗外阴的习惯,至少每日 1 次,每次清洗都涂了香皂或沐浴露,再用力搓洗,每次至少要花好几分钟,他们总认为那里很脏,这个病都发于生活条件优越中年男性。因过度清洗外阴部,引起包皮龟头轻度炎的表现。我特此给它命名为洗涤性包皮龟头炎。言下之意就是这个病是过度洗涤而引起的。

治疗方法如下。

1. 首先要注意洗涤,不是越多越好,越干净越好。特别是外阴部皮肤比较薄嫩,不可用力搓洗。注意用二分力气,就像抓棉花的力气就可以了,切不可损伤皮肤、刺激皮肤,以致引发皮炎与念珠菌感染。

2. 复方酮康唑乳膏,薄涂,每日 2 次,涂 2~3 天,后再用联苯苄唑乳膏或酮康唑乳膏,每日涂 2 次,涂 1 周巩固疗效;如患者稍微洗一下外阴就有复发,可给予八珍汤加减:白花蛇舌草 30g,黄芪 30g,党参 15g,云苓 9g,白术 9g,甘草 6g,生熟地黄各 12g,当归 9g,川芎 9g,赤芍 9g,山药 30g,黄柏 9g,黄芩 9g。连服 1~1.5 个月,以补气、补血,调整免疫功能,并减少复发。

十六、头皮毛囊炎(capital folliculitis)

我曾治疗过 3 例头皮毛囊炎患者,都是 30—40 岁男性。头皮反复出现发散性针头、高粱米粒大的红色丘疹或脓疱疹,病期均为数月,自觉有点痛或痒。他处无类似之皮疹,无口腔及外阴溃疡史。诊断为头皮毛囊炎。

治疗方法如下。

1. 给予八珍汤枇杷清肺饮加减,白花蛇舌草 60g,枇杷叶 12g,桑白皮 12g,黄芪 30g,党参 15g,甘草 6g,茯苓 9g,白芍 9g,生熟地黄各 12g,当归 9g,赤芍 9g,川芎 9g,黄柏 9g,栀子 9g。

2. 外用复方酮康唑乳膏。

治疗 1 个月后皮疹基本消退,继续服八珍汤加减,复方酮康唑乳膏改为酮康唑乳膏或 1% 益康唑乳膏、联苯苄唑乳膏以巩固疗效。2 个月后痊愈。

十七、隐匿性癣(tinea incognito)

这是近 20 年来非常常见的一种皮肤病。它好发于面、四肢或躯干平滑皮肤,有时好发于腹部腰带区。初发为 1~2 个黄小米粒大、皮色或淡红色丘疹,剧痒,很快丘疹增多,常呈半环状排列,或是在一大片病变的边缘排列着散在丘疹,丘疹做刮片检查一般不易找到菌丝,重复检查有时可找到菌丝。

治疗方法:外涂派瑞松或复方酮康唑乳膏有效,用彩乐洗剂薄薄涂布也有效,如用美克乳膏塑料封包更有效。也可内服伊曲康唑 0.2g,每日 1 次,餐时服,7 天为 1 个疗程。1 个月后再治疗 1 个疗程可治愈。

十八、羊痘(orf)

病例一　2016 年 6 月 5 日,遇 1 例 80 岁男性患者,左手背主要是 2、3、4 指掌指关节背侧皮肤上,有一大片密集的高粱粒大皮色丘疹,多数丘疹中央凹陷呈脐凹状。病期 3 年,不痒。曾在北京某医院诊断"皮炎",按抗过敏治疗,并涂布黑豆馏油软膏,但病变反复发作未见好转。

检查:左滑车上及左腋下淋巴结均未触及。无直接接触牛、羊,或牛、羊肉历史,但有喝牛奶时不小心将牛奶洒泼左手背的历史。

诊断:根据临床所见结节特征性改变,诊断为羊痘。

治疗:内服伐昔洛韦胶囊,0.3g,每日 2 次,共 10 天。

服用中药龙胆泻肝汤:龙胆草 9g,黄芪 9g,柴胡 9g,生地黄 18g,车前子 9g,泽泻 9g,当归 9g,生甘草 3g,板蓝根 30g。每日 1 剂,共服 2 周。

或服用中成药龙胆泻肝丸,1 次 8 丸,每日服 2 次,共 1 周。

外用阿昔洛韦软膏,历时 2 月痊愈。

病例二 在 20 世纪 60 年代,我最早遇到的第一例羊痘是在第二军医大学饲养场的奶牛饲养员,他因奶牛产后胎盘未下,他用右手连同前臂一起伸进奶牛阴道内剥离胎盘,事后右手背及右前臂均发生大片状、密集分布的高粱米粒大的皮色丘疹及结节,其中央有脐凹。

十九、激素依赖性皮炎(topical corticosteroid dependent dermatitis)

多发于面部,主要表现为反复发作的红色斑片,伴有丘疹、脱屑,痒,一涂激素药膏就好,但一停药又复发。

治疗可先涂 1~2 天地塞米松或艾洛松乳膏,并同时外用布特软膏(氟芬那酸丁酯乳膏),第 3 天一定停外用激素,只单用布特,每日 1~2 次。

宜同时内服抗组胺药,及中药湿疹方(生地黄、当归、大青叶、泽泻、车前子、连翘、山药、绵萆薢),治疗时及治疗后一定要少洗涤,忌洗涤剂,尤其是忌药用洗涤剂,少刺激,少摩擦。不用"护肤用品"。

参 考 文 献

［1］ 刘英男,牛凤菊,辛义周,等.荆芥的化学成分、药理作用及临床应用研究进展［J］.中国药房,2020(11):1397-1402.

［2］ 曹思思,史磊,孙佳琳,等.防风的化学成分及药理作用研究进展［J］.现代中药研究与实践,2021(1):95-102.

［3］ 吉庆,马宇衡,张烨.白芷的化学成分及药理作用研究进展［J］.食品与药品,2020(6):509-514.

［4］ 邵萌,王启瑞,范钦,等.露蜂房的化学成分和药理作用研究进展［J］.中国中医药现代远程教育,2015(4):157-159.

［5］ 黄玲,王艳宁,吴曙粤.中药麻黄药理作用研究进展［J］.中外医疗,2018(7):195-198.

［6］ 巩子汉,段永强,付晓艳,等.羌活的药理作用研究［J］.亚太传统医药,2019(5):192-194.

［7］ 徐佳馨,王继锋,颜娓娓,等.薄荷的药理作用及临床应用［J］.食品与药品,2019(1):81-84.

［8］ 鲍雯雯,历淑芬,丛晓东,等.牛蒡子药理作用和临床应用研究进展［J］.中国民族民间医药,2011(3):45-46.

［9］ 高长久,张梦琪,曹静,等.蝉蜕的药理作用及临床应用研究进展［J］.中医药学报,2015(2):110-112.

［10］ 朱新景,张凡,王星星,等.浮萍的药理作用研究进展［J］.中医药导报,2020(14):29-33.

［11］ 贾佼佼,苗明三.槐花的化学、药理及临床应用［J］.中医学报,2014(5):

716-717,745.

[12] 赵艺如,王青,安春耀,等.苍术临床应用及其用量[J].吉林中医药,2019(7):873-876.

[13] 周璐丽,曾建国.独活化学成分及药理活性研究进展[J].中国现代中药,2019(12):1739-1748.

[14] 郑婧,张贵君,韦敏,等.五加皮药材基原、化学成分及药理作用研究进展[J].辽宁中医药大学学报,2015(8):104-107.

[15] 庄延双,胡静,蔡皓,等.苍耳子化学成分及药理作用研究进展[J].南京中医药大学学报,2017(4):428-432.

[16] 赵杰.苍耳子的药理作用与临床应用[J].中国现代药物应用,2010(6):96-97.

[17] 李丽萍.桂枝的药理作用分析及其临床应用研究[J].中国医药指南,2017(4):180-181.

[18] 王圣祥.桂枝汤治疗皮肤病[J].光明中医,2007(4):30-31.

[19] 李珍娟,黄红英.羌活的药理作用及临床新用概述[J].实用中医药杂志,2004(2):108-109.

[20] 杨亚龙,张玉珊.白僵蚕在中医皮肤病中的运用[J].中医药临床杂志,2016(9):1250-1251.

[21] 刘晓亚,房丹.中药全蝎药理作用研究进展[J].内蒙古中医药,2014(14):114-116.

[22] 梁学清,李丹丹,黄忠威.茯苓药理作用研究进展[J].河南科技大学学报(医学版),2012(2):154-156.

[23] 杨维东,郭永清.猪苓在皮肤科的应用[J].内蒙古中医药,1996(1):34.

[24] 王天媛,张飞飞,任跃英,等.猪苓化学成分及药理作用研究进展[J].上海中医药杂志,2017(4):109-112.

[25] 陈小忆.泽泻临床应用及免疫调节作用的研究进展[J].中国中医药科技,2005(1):63-64.

［26］温志歌,丁齐又,王蕾.车前子的临床应用及其用量探究[J].长春中医
　　　药大学学报,2021(1):32-35.

［27］胡渊龙,董桂鑫.张锡纯滑石药对探析[J].国医论坛,2018(1):60-61.

［28］郭姗姗,曹碧兰.薏苡仁的药理作用及在皮肤病中的应用[J].临床医
　　　药文献电子杂志,2015(15):3145-3146.

［29］蒋剑平,沈小青,范海珠.地肤子化学成分及药理活性研究进展[J].中
　　　华中医药学刊,2011(12):2704-2706.

［30］徐国萍,白娟,舒静娜,等.茵陈蒿汤的药理研究进展[J].浙江中西医结
　　　合杂志,2011(1):64-67.

［31］杨静,郑艳青,刘静,等.冬瓜子的研究进展[J].中药材,2014(9):
　　　1696-1698.

［32］陈志颜,陈于翠.土茯苓临床应用及作用机理研究现状[J].亚太传统
　　　医药,2014,10(1):42-43.

［33］王建平,张海燕,傅旭春.土茯苓的化学成分和药理作用研究进展[J].
　　　海峡药学,2013,25(1):42-44.

［34］席苑,张海静,叶祖光,等.汉防己甲素现代药理作用研究进展[J].中国
　　　中药杂志,2020,45(1):20-28.

［35］刘嘉琪,张雅男,赵婉,等.粉防己化学成分及药理学研究进展[J].中医
　　　药学报,2017,45(3):100-103.

［36］李涵,金香环,赵百慧,等.北苍术的化学成分及药理活性的研究进展
　　　[J].吉林农业,2019(3):72-73.

［37］邓爱平,李颖,吴志涛,等.苍术化学成分和药理的研究进展[J].中国中
　　　药杂志,2016,41(21):3904-3913.

［38］谭珍媛,邓家刚,张彤,等.中药厚朴现代药理研究进展[J].中国实验方
　　　剂学杂志,2020,26(22):228-234.

［39］王艳艳,王团结,丁琳琳.基于系统药理学的厚朴药理作用机制探究
　　　[J].中草药,2019,50(24):6024-6031.

[40] 马川,彭成,李馨蕊,等.广藿香化学成分及其药理活性研究进展[J].成都中医药大学学报,2020,43(1):72-80.

[41] 张伟,张娟娟,郭庆丰,等.广藿香醇药理作用研究进展[J].中国实验方剂学杂志,2020,26(3):213-221.

[42] 蒋微,蒋式骊,刘平.黄芪甲苷的药理作用研究进展[J].中华中医药学刊,2019,37(9):2121-2124.

[43] 王春辉,常乐,孟楠,等.中药黄芪的药理作用及临床应用效果观察[J].中医临床研究,2018,10(35):104-107.

[44] 卢彦琦,贺学礼.黄芪化学成分及药理作用综述[J].保定师范专科学校学报,2004(4):40-42.

[45] 杨武韬.人参的化学成分和药理研究进展[J].中国医药指南,2014,12(3):33-34.

[46] 康杰尧,李世杰,王艳,等.东北刺人参化学成分及药理作用研究进展[J].中成药,2020,42(1):156-161.

[47] 李彦荣.人参的药理研究及应用[J].黑龙江医药,2003(5):467-468.

[48] 邢娜,彭东辉,张志宏,等.炮制对三七化学成分及药理作用影响的研究进展[J].中国实验方剂学杂志,2020,26(16):210-217.

[49] 傅水莲,倪赛宏,邹丽园,等.人参皂苷在过敏性疾病中的药理作用研究进展[J].人参研究,2018,30(2):41-44.

[50] 樊长征,洪巧瑜.党参对人体各系统作用的现代药理研究进展[J].中国医药导报,2016,13(10):39-43.

[51] 杨鹏飞,楚世峰,陈乃宏.党参的药理学研究进展及其抗脑缺血再灌注损伤的机制[J].湖南中医药大学学报,2015,35(12):5-10.

[52] 焦红军.党参的药理作用及其临床应用[J].临床医学,2005(4):92-89.

[53] 顾思浩,孔维崧,张彤,等.白术的化学成分与药理作用及复方临床应用进展[J].中华中医药学刊,2020,38(1):69-73.

[54] 周英,刘卫东,孙必强,等.七味白术散及提取物对肠道菌群失调小鼠

小肠黏膜上皮 IFN-α,IL-4,IL-10 表达的影响[J].中国实验方剂学杂志,2015,21(9):112-117.

[55] 顾恪波,王逊,何立丽,等.孙桂芝教授诊疗食道癌经验探析[J].辽宁中医药大学学报,2012,14(11):44-46.

[56] 许飞,赵芳昭,马少华,等.经方参苓白术散临床应用研究进展[J].中国民间疗法,2020,28(7):106-108,115.

[57] 郭锦晨,刘健,孙珍珍,等.基于数据挖掘的中医药治疗风湿病关节炎的处方用药规律分析[J].中药药理与临床,2020,36(3):258-264.

[58] 于鲁志.中药甘草抗炎作用药理和临床研究进展[J].光明中医,2017,32(19):2895-2898.

[59] 姜雪,孙森凤,王悦,等.甘草药理作用研究进展[J].化工时刊,2017,31(7):25-28.

[60] 张明发,沈雅琴,张艳霞.甘草及其有效成分的皮肤药理和临床应用[J].药物评价研究,2013,36(2):146-156.

[61] 陈梦雨,刘伟,俞桂新,等.山药化学成分与药理活性研究进展[J].中医药学报,2020,48(2):62-66.

[62] 于超,王宇.薯蓣科药用植物的研究进展[J].医药导报,2002(S1):13-15.

[63] 张明发,沈雅琴.薏苡仁的生殖系统和抗性器官肿瘤药理作用研究进展[J].现代药物与临床,2012,27(3):309-312.

[64] 曾莺,郑肇良.健脾益气消积汤防治儿童哮喘合并反复呼吸道感染疗效观察[J].新中医,2011,43(6):73-74.

[65] 张燕,邹本良.魏子孝治疗糖尿病合并皮肤感染经验[J].中国中医药信息杂志,2005(12):88-89.

[66] 吴国泰,何小飞,牛亭惠,等.大枣的化学成分、药理及应用[J].中国果菜,2016,36(10):25-28.

[67] 王维有,曹晨晨,欧赟,等.大枣中环磷酸腺苷的提取及体外抗过敏活

性研究[J].食品工业科技,2013,34(11):49-52,282.

[68] 何平,杨若俊,苏艳,等.刘以敏治疗小儿过敏性紫癜组方用药规律初步分析[J].中医药信息,2013,30(2):37-38.

[69] 吴红花,王金燕,刘春霞.甘麦大枣汤对血液肿瘤患者化疗后白细胞减少症的影响[J].中医学报,2016,31(3):325-328.

[70] 高英.降血糖中药筛选及黄精降血糖活性成分的研究[D].西南大学,2010.

[71] 王婷,苗明三.黄精的化学、药理及临床应用特点分析[J].中医学报,2015,30(5):714-715,718.

[72] 陈思琦,李佳欣,吴鑫宇,等.熟地黄的药理学研究进展[J].化学工程师,2019,33(11):46-50.

[73] 李耿,张喆,尹西拳,等.地黄丸类方对肾阳虚大鼠HPA轴的影响[J].中药新药与临床药理,2015,26(3):320-324.

[74] 穆志娟.六味地黄丸论治皮肤病刍议[J].中国中医基础医学杂志,2019,25(7):1003-1005.

[75] 卢传坚,韩凌.中医经典方剂治疗皮肤病的实验研究进展[J].中国医学文摘(皮肤科学),2017,34(2):133-142,1.

[76] 魏景文.五味子药理研究新进展[J].天津药学,2009,21(5):55-57.

[77] 邵建柱,张婧,郭杏林,等.五味子的临床应用及其用量探究[J].吉林中医药,2019,39(2):162-164,168.

[78] 周迎春,张廉洁,张燕丽.山茱萸化学成分及药理作用研究新进展[J].中医药信息,2020,37(1):114-120.

[79] 金莉.益气养血、健脾补肾方治疗化疗后白细胞减少症30例临床观察[J].中国中医药科技,2012,19(1):5.

[80] 邹思捷,王志英.从肾论治支气管哮喘研究概况[J].山东中医杂志,2012,31(4):301-303.

[81] 王涛,刘佳维,赵雪莹.女贞子中化学成分、药理作用的研究进展[J].黑

龙江中医药,2019,48(6):352-354.

[82] 李璘,丁安伟,孟丽.女贞子多糖的免疫调节作用研究[J].中药药理与临床,2001(2):11-12.

[83] 任笑传,程凤银.墨旱莲的化学成分、药理作用及其临床应用[J].解放军预防医学杂志,2013,31(6):559-561.

[84] 钟永汉,吕华仁,张晓林,等.中草药及新针疗法治疗稻田皮炎[J].赤脚医生杂志,1976(5):24-25.

[85] 范明明,张嘉裕,张湘龙,等.麦冬的化学成分和药理作用研究进展[J].中医药信息,2020,37(4):130-134.

[86] 赖广智.清喉利咽汤加减治疗急性咽喉炎50例[J].湖北中医杂志,2009,31(10):55.

[87] 赵晓磊.养阴清肺汤治疗小儿急性扁桃体炎[J].基层医学论坛,2010,14(S1):104.

[88] 李聪聪,赵鹏,秦燕勤,等.淫羊藿苷的药理活性研究进展[J].中医学报,2020,35(4):781-786.

[89] 申进亮.重用玄参治疗眼部带状疱疹病毒感染[J].中医杂志,2011,52(11):974-975.

[90] 张艳丽.浅谈以中药玄参为主辨治皮肤病[J].医学信息(上旬刊),2011,24(2):1034.

[91] 倪俊.玄参为主治疗药物过敏性皮炎[J].中医杂志,2010,51(8):722.

[92] 翟春梅,孟祥瑛,付敬菊,等.牡丹皮的现代药学研究进展[J].中医药信息,2020,37(1):109-114.

[93] 蒋丽丽,张彦龙,王春杰,等.牡丹皮中有效成分丹皮酚的药理活性研究进展[J].现代诊断与治疗,2016,27(22):4223-4224.

[94] 阮金兰,赵钟祥,曾庆忠,等.赤芍化学成分和药理作用的研究进展[J].中国药理学通报,2003(9):965-970.

[95] 张凡,王绾江,景慧玲.紫草的现代药理研究及皮肤科中的应用[J].中

医药导报,2020,26(9):168-172.

[96] 袁媛.中药地骨皮化学成分、含量测定及药理活性研究进展[J].中医药临床杂志,2018,30(11):2131-2134.

[97] 马建国.地骨皮治皮肤病[J].农村百事通,2015(23):64.

[98] 张耀峰.中药柴胡皂苷药理作用的研究进展[J].中医临床研究,2020,12(33):120-121.

[99] 林飞武,王自善,戎珍,等.柴胡的药理作用、化学成分及开发利用研究[J].亚太传统医药,2020,16(10):202-205.

[100] 苏战豹,原丽琼,叶斌荣,等.《伤寒论》柴胡类方在皮肤科应用举隅[J].现代中西医结合杂志,2019,28(33):3739-3742.

[101] 姜雪,孙森凤,王悦.麻黄成分及其药理作用研究进展[J].化工时刊,2017,31(5):28-31.

[102] 杨昕宇,肖长芳,张凯熠,等.麻黄临床应用与药理作用研究进展[J].中华中医药学刊,2015,33(12):2874-2877.

[103] 郭培,郎拥军,张国桃.羌活化学成分及药理活性研究进展[J].中成药,2019,41(10):2445-2459.

[104] 孙洪兵,蒋舜媛,周毅,等.羌活临床应用的本草考证及处方分析[J].四川中医,2016,34(7):33-37.

[105] 王文心.干姜的化学、药理及临床应用特点分析[J].中医临床研究,2016,8(6):146-148.

[106] 高宇航,林雪妹,吴依娜,等.干姜五指方对脂溢性脱发小鼠毛发生长的影响[J].中药新药与临床药理,2019,30(10):1228-1232.

[107] 惠陈敏,唐金婧,唐金涛,等.干姜及其提取物抗消化性溃疡的研究进展[J].吉林医药学院学报,2019,40(3):218-221.

[108] 魏舒婷,刘元乾,黄坚,等.吴茱萸化学成分、药效及肝毒性的研究进展[J].世界中医药,2020,15(23):3580-3585,3592.

[109] 严春临,张季,薛贵平.中药吴茱萸药理作用研究概况[J].河北北方学

院学报(医学版),2009,26(1):77-79.

[110] 边甜甜,辛二旦,张爱霞,等.花椒生物碱提取、含量测定及药理作用研究概述[J].中国中医药信息杂志,2018,25(11):135-137.

[111] 边甜甜,司昕蕾,曹瑞,等.花椒挥发油提取、成分分析及药理作用研究概述[J].中国中医药信息杂志,2018,25(8):129-132.

[112] 唐梅,赵立春,徐敏,等.附子化学成分和药理作用研究进展[J].广西植物,2017,37(12):1614-1627.

[113] 赫媛媛,钱旭.基于文献的附子药理作用再评价[J].西部中医药,2016,29(9):84-88.

[114] 陈荣昌,孙桂波,张强,等.附子及其复方中药的药理作用研究进展[J].中草药,2014,45(6):883-888.

[115] 吴修富.肉桂提取物的主要化学成分及药理活性研究进展[J].中国药房,2015,26(24):3454-3456.

[116] 陈旭,刘畅,马宁辉,等.肉桂的化学成分、药理作用及综合应用研究进展[J].中国药房,2018,29(18):2581-2584.

[117] 李曦,张丽宏,王晓晓,等.当归化学成分及药理作用研究进展[J].中药材,2013,36(6):1023-1028.

[118] 杨玲,彭江丽,李娟,等.当归六黄汤的药理作用和临床应用研究进展[J].中国实验方剂学杂志,2021,27(2):233-241.